PUBLICATIONS DU *PROGRÈS MÉDICAL*

RECHERCHES

SUR LES

LÉSIONS DU CENTRE OVALE

DES HÉMISPHÈRES CÉRÉBRAUX

ÉTUDIÉES AU POINT DE VUE DES

LOCALISATIONS CÉRÉBRALES

Par le Dr A. PITRES

Ancien interne des hôpitaux de Bordeaux et de Paris,
Répétiteur à l'école pratique des hautes études (Laboratoire d'histologie du Collége de France),
Secrétaire de la Société anatomique.

AVEC DEUX PLANCHES LITHOGRAPHIÉES

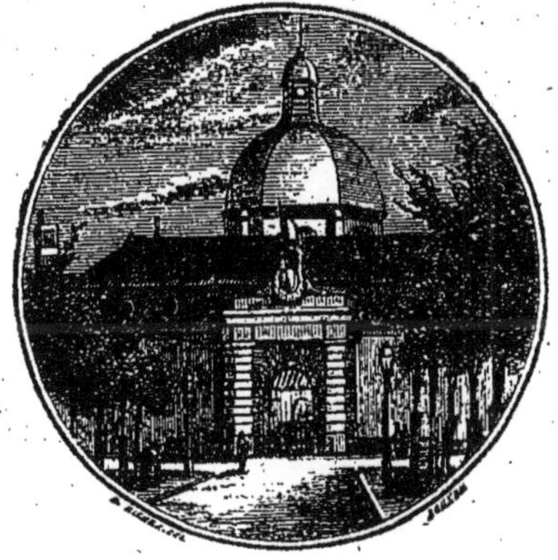

PARIS

Aux bureaux du PROGRÈS MÉDICAL : Vᵉ ADRIEN DELAHAYE, Libraires-Éditeurs
6, rue des Écoles, 6.   Place de l'École-de-Médecine.

1877

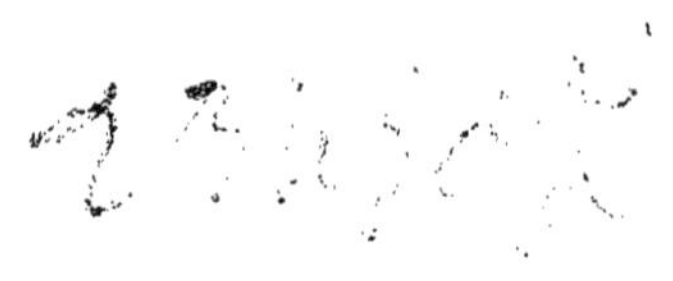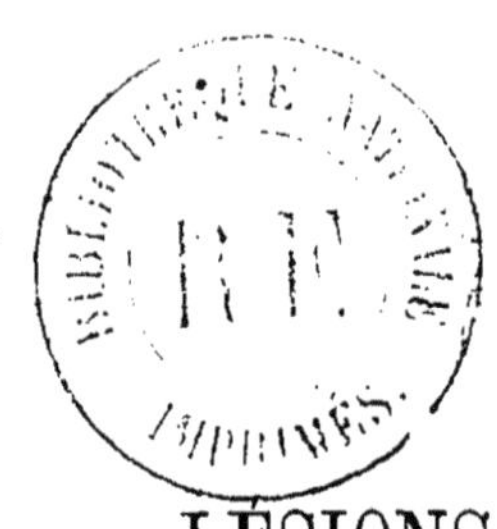

RECHERCHES

SUR LES

LÉSIONS DU CENTRE OVALE

DES HÉMISPHÈRES CÉRÉBRAUX

RECHERCHES

SUR LES

LÉSIONS DU CENTRE OVALE

DES HÉMISPHÈRES CÉRÉBRAUX

ÉTUDIÉES AU POINT DE VUE DES

LOCALISATIONS CÉRÉBRALES

Par le Dr A. PITRES

Ancien interne des hôpitaux de Bordeaux et de Paris,
Répétiteur à l'école pratique des hautes études (Laboratoire d'histologie du Collége de France),
Secrétaire de la Société anatomique.

AVEC DEUX PLANCHES LITHOGRAPHIÉES

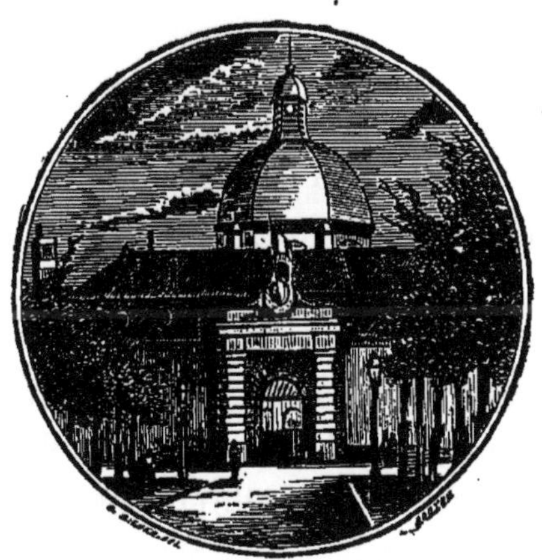

PARIS

Aux bureaux du **PROGRÈS MÉDICAL** ； Ve **ADRIEN DELAHAYE**, Libraires-Éditeurs

6, rue des Écoles, 6.　　　Place de l'École-de-Médecine.

1877

RECHERCHES

SUR

LES LÉSIONS DU CENTRE OVALE

DES

HÉMISPHÈRES CÉRÉBRAUX

ÉTUDIÉES AU POINT DE VUE

DES

LOCALISATIONS CÉRÉBRALES

INTRODUCTION

L'étude vraiment scientifique des localisations cérébrales est de date toute récente. Dans la première moitié de notre siècle, plusieurs cliniciens avaient admis, il est vrai, le principe de la diversité fonctionnelle des différentes parties du cerveau et cherché à déterminer le rôle de chacune d'elles dans la production des symptômes variés des maladies de l'encéphale (Foville et Pinel-Grandchamp, Bouillaud, Serres, etc.). Mais leur tâche était, à cette époque, hérissée de difficultés presque insurmontables. La physiologie proclamait hautement, en se basant sur des expériences en apparence très-rigoureuses, que les hémisphères cérébraux étaient inexcitables et fonctionnellement homogènes (Flourens), de telle sorte que l'observation clinique se trouvait être en désaccord avec les résultats de l'expérimentation physiologique. D'une part, en effet, les médecins rencontraient chaque jour des paralysies permanentes dépendant de lésions limitées du cerveau, tandis que d'autre part, les physiologistes enseignaient qu'un animal privé de son cerveau, conserve toute la liberté de ses mouvements. Ces deux faits, également positifs, ne pouvant être réfutés l'un par l'autre, il était difficile d'échapper aux doutes que soulevait leur apparente contradiction.

De plus, pour étudier avec quelques chances de succès les fonctions des différentes parties du cerveau, il est indispensable de pouvoir déterminer avec une exactitude rigoureuse le siége des altérations pathologiques ou des lésions expérimentales qui atteignent cet organe. Or, à l'époque dont nous parlons, on manquait de documents anatomiques suffisants pour décrire avec précision la topographie d'une lésion du cerveau.

Nous nous trouvons aujourd'hui dans des conditions bien plus favorables pour l'étude des localisations cérébrales. Grâce aux travaux de Burdach (1), de MM. Henle (2), Luys (3), Meynert (4), les différentes régions des masses centrales ont reçu des noms spéciaux et leurs connexions avec les autres parties de l'encéphale sont à peu près connues ; MM. Duret (5) et Heubner (6), nous ont enseigné

<hr>

(1) Burdach.— *Vom Baue und Leben des Gehirns*. Leipzig, 1819–1826, vol. in-4°.

(2) J. Henle. — *Handbuch der Nervenlehre*. Braunschweig, 1877.

(3) J. Luys. — *Recherches sur le système nerveux cérébro-spinal*. Paris, 1865.

(4) Les travaux de M. Meynert ont été publiés dans des mémoires isolés, contenus dans différents recueils périodiques. Mais les idées du professeur de Vienne ont été réunies par un de ses élèves M. Huguenin, qui en a fait un exposé didactique très-clair dans l'ouvrage suivant :

Gustave Huguenin. — *Allgemeine Pathologie der Krankheiten des Nervensystems*. Ire partie. *Anatomische Einleitung*. Zurich, 1873.

(5) H. Duret. — *Recherches anatomiques sur la circulation de l'encéphale*. In *Arch. de physiol. norm. et pathol.*, 1874.

(6) Heubner. — *Centralblatt*, 1872.

les détails de la circulation artérielle du cerveau, et les belles recherches de Gratiolet (1), et de MM. Ecker (2), Bischoff (3), Huxley (4), Turner (5), Broca (6), Gromier (7), Charcot (8), Pozzi (9), ont établi que derrière l'apparente irrégularité des circonvolutions, se cachait une disposition invariable, dont les divers éléments pouvaient être l'objet d'une nomenclature. Enfin MM. Fritsch et Hitzig (10), Ferrier (11) et après eux plusieurs autres expérimentateurs ont montré que la physiologie devait revenir sur ses anciennes affirmations relativement aux fonctions du cerveau, et que l'excitation électrique de certaines circonvolutions déterminait des mouvements limités dans divers groupes musculaires du côté opposé du corps.

---

(1) Gratiolet. — *Mémoire sur les plis cérébraux de l'homme et des primates*. Paris, 1854.

(2) Ecker. — *Zur Entwicklungsgeschichte der Furchen und Windungen des Grosshirnhémisphären im Fötus des Menschen.* in *Arch. f. Anthropologie* 1868 Bd III. S. 203 et *Die Hirnwindungen des Menschen nach eigenen Untersuchungen insbesondere über die Entwicklung derselben beim Fötus*, etc. Brunswich, 1869.

(3) Bischoff. — *Die Grosshirnwindungen des Menschen mit Berücksichtigung ihrer Entwicklung bei dem Fötus, und ihrer Anordnung bei den Affen. — Abhand. der Kais. Akad. der Wissensch.* Cl. II Bd X. Abth. II. mit 7 Tafeln. München 1868.

(4) Huxley. — *Note on the resemblances and differences in the structure and the Development of the Brain in Man and Apes in « The Descent of Man »*, par Darwin. London, 1874, p. 199.

(5) Turner. — *The convolutions of the Human Brain topographically considered*. Edinburg, 1866.
The convolutions of the Human Brain considered in relation to the intelligence. — West Riding Asyl. med. Reports. 1873, T. III.

(6) Broca. — *Bulletins de la Société d'anthropologie, passim.*

(7) Gromier. — *Etude sur les circonvolutions cérébrales chez l'homme et chez les singes*. Th. doct. Paris 1874.

(8) Charcot. — *Leçons sur les localisations dans les maladies du cerveau*, recueillies par Bourneville ; 1876.

(9) Pozzi. Art. *Circonvolutions cérébrales* du *Dict, encycl. des sciences médicales*. T. XVII.

(10) Fritsch und Hitzig. — *Reichert und Du Bois-Reymond's Archiv.* 1870.

(11) Ferrier. — Divers mémoires dont les conclusions sont réunies in *The functions of the Brain*, in-8°, London, 1876.

Ces découvertes n'ont pas tardé à avoir leur retentissement dans le domaine de la pathologie.

Le siége des lésions qui déterminent l'aphasie, vaguement indiqué par MM. Bouilland et Dax, a été précisé dès 1861, par M. Broca (1); l'hémianesthésie (Türck, Charcot, Veyssière) et l'hémichorée post-hémiplégiques (Mitchell, Charcot, Raymond) ont été reconnues et rattachées aux conditions matérielles qui leur donnent naissance; la topographie des altérations du cerveau qui donnent lieu à des paralysies permanentes a été soigneusement étudiée (Charcot, Vulpian). Enfin, tout récemment, les paralysies et les convulsions d'origine corticale ont été l'objet d'importantes recherches.

Mais pendant que tous les efforts étaient dirigés vers l'étude des noyaux centraux ou de la substance grise corticale, on a un peu négligé la substance médullaire des hémisphères cérébraux : ses réactions pathologiques ont à peine attiré l'attention des observateurs, et sa topographie est encore si mal déterminée qu'il serait aussi difficile de décrire aujourd'hui le siége exact d'une lésion placée dans le centre ovale du cerveau que cela l'eût été du temps de Vieussens ou de Vicq d'Azyr.

Je me suis efforcé dans ce travail de combler en partie cette lacune. J'ai cherché à décrire un procédé de nomenclature qui permît de déterminer très-exactement le siége des lésions de la substance blanche des hémisphères du cerveau, et j'ai essayé de montrer que les altérations limitées du centre ovale donnent lieu à des symptômes dont la nature varie selon le siége qu'occupent ces altérations.

---

(1) P. Broca.— *Sur le siége de la faculté du langage articulé — Bull. de la Soc. anat. de Paris, 1861.*

Je n'aurais sans doute pas osé aborder un sujet aussi difficile, si je n'avais eu la bonne fortune de profiter, pendant le cours de mon internat, des conseils et de l'expérience de M. le professeur Charcot. C'est sous la direction de ce maître éminent que j'ai recueilli les principales observations sur lesquelles sont basées les conclusions de ces recherches. C'est grâce à sa bienveillance, à la libéralité avec laquelle il a mis à ma disposition les richesses de sa bibliothèque, que j'ai pu les conduire à bonne fin. Je saisis avec empressement l'occasion de lui témoigner ma vive reconnaissance.

J'ai divisé ce travail en trois parties. Dans la première j'ai résumé brièvement les notions, encore bien incomplètes, que nous possédons sur l'anatomie et la physiologie du centre ovale. La deuxième est consacrée à l'étude des lésions isolées de la substance blanche intra-hémisphérique et des symptômes qu'elles déterminent. Enfin, dans la troisième, j'ai réuni un certain nombre d'observations empruntées à divers auteurs, et propres à donner à mes conclusions un appui d'autant plus précieux que ces observations ont été recueillies par des personnes tout-à-fait indifférentes à la question des localisations cérébrales.

PREMIÈRE PARTIE

Anatomie et physiologie du centre ovale.

CHAPITRE PREMIER.

Notions anatomiques.

Le mot de centre ovale a été introduit dans la science par Vieussens (1) pour désigner la substance blanche, qui, dans le cerveau, sépare la substance grise corticale des masses grises centrales. Pour l'étudier, Vieussens conseille de pratiquer une coupe horizontale des hémisphères, passant au-dessus de la face supérieure du corps calleux. Mais il est facile de s'assurer en lisant les descriptions et en étudiant les figures de son ouvrage, qu'il entend désigner ainsi toute la masse médullaire du cerveau et non pas seulement un plan de section déterminé.

Plus tard Vicq d'Azyr appela *centre ovale latéral* ou *petit centre ovale*, les figures obtenues par une coupe horizontale des hémisphères pratiquée à un travers de doigt au-dessus du corps calleux (2). L'image fournie par cette coupe est désignée dans nos traités classiques d'anatomie sous le nom de *centre*

(1) Raymundi Vieussens. — *Nevrographia universalis*, Lugd., 1684, in-fol. avec pl., p. 57 et suiv.
(2) Œuvres de Vicq d'Azyr. Edition Moreau de la Sarthe. 6 vol. in-8 et atlas in-4, Paris 1805, t. VI, p. 28.

ovale de Vicq d'Azyr et l'on appelle *centre ovale de Vieussens* la surface de section du cerveau mise à découvert par une coupe horizontale passant immédiatement au-dessus de la face supérieure du corps calleux (1). Mais il est préférable de rendre au mot de centre ovale son acception primitive et de désigner sous ce nom toute la masse de substance blanche qui forme le centre des hémisphères cérébraux et sépare les circonvolutions du corps opto-strié.

L'existence dans le cerveau de deux substances morphologiquement distinctes avait échappé aux anciens anatomistes. La plupart ne voyaient, du reste, dans la masse encéphalique, qu'un tissu informe, inorganisé, homogène, semblable à de la gelée ou de la pommade.

Aristote décrit le cerveau comme un viscère froid, exsangue, inerte, destiné à réfrigérer le cœur (2). Galien qui a reconnu pourtant l'importance de ses fonctions, qui le fait dériver de la partie la plus pure de la semence et qui le considère comme le premier et le prince des viscères, le décrit comme un organe blanc et mou formé d'une *écume concrétée* (3). Mistichelli en fait une masse confuse et inorganisée ; Walter n'en parle que comme d'une bouillie ; d'autres le comparent à un paquet d'intestins difformes ou à un mélange informe de parties sécrétoires ou excrétoires.

Vésale et Piccoluomini attirèrent tout particulièrement l'attention sur les différences de coloration des diverses parties de la masse encéphalique (4).

Malpighi, examinant au microscope le tissu du cerveau, trouva la substance grise composée de petites glandes et la substance blanche de fibres nerveuses. Les petites

---

(1) Cruveilhier. — *Traité d'anatomie descriptive*, 3ᵉ édition. Paris, 1852, t. IV, p. 357.

Sappey. — *Traité d'anatomie descriptive*, 2ᵉ édition. Paris, 1871, t. III, p. 71.

(2) Cité par Vulpian. — *Leçons sur la physiologie générale et comparée du système nerveux*, Paris, 1866, p. 643.

(3) Daremberg. — *Exposition des connaissances de Galien sur l'anatomie, la physiologie et la pathologie du système nerveux*, th. doct. Paris, 1841. n. 222.

(4) Cités par Gall et Spurzheim, — *Anatomie et physiologie du système nerveux*, 4 vol. in-4 et atlas in-folio, t. I, p. 334.

glandes, dit-il, « sont d'une figure ovale, laquelle toutefois est tant soit peu aplatie , parce qu'elles se pressent
les unes les autres de toutes parts, faisant ainsi des an-
gles obtus, en sorte que leurs espaces ou intervalles sont
presque égaux. Leur superficie est recouverte de la pie-mère
et des veines et artères qui pénètrent profondément leur substance : il sort de leur partie interne une fibre blanche nerveuse qui en est comme le vaisseau propre, qu'on peut voir
assez clairement au travers de ces petits corps transparents
et tous blancs, de manière que la substance médullaire blanche du cerveau est apparemment un tissu et un assemblage
de plusieurs sortes de petites fibres jointes ensemble (1). »

Leuwenhœk, Bidlow, Fontana, etc., trouvèrent également la
substance blanche composée de fibres microscopiques ou de
vaisseaux très-fins. Vieussens se fondant sur les résultats des
dissections après la coction dans l'huile, affirma très-catégoriquement la structure fibrillaire du centre ovale. « Alba ce-
« rebri substantia, dit-il, quam passim medullarem, imó et
« aliquandó medullam nominabimus, innumeris e fibrillis si-
« mul connectis ac veluti plures in fasciculos distinctis cons-
« tatur, quod aperte patet dum hæc in oleo exquoritur.....
« etc. » (2)

Cette opinion de Vieussens partagée par Sœmmering, Sténon, Cuvier, Gall et Spurzheim, etc., ne fut pas acceptée sans
contestations, car des hommes du plus grand mérite, Vicq d'A-
zyr, les frères Wenzel, Walter, Bichat, Chaussier, etc., niaient
encore à la fin du siècle dernier la structure fibrillaire du centre ovale ou du moins la considéraient comme tout-à-fait hy-
pothétique, et le professeur Ackermann, de Heidelberg, adop-
tant une opinion intermédiaire, prétendait que le cerveau était
constitué pendant la vie par une substance pulpeuse et homogène qui se coagulait après la mort en prenant une structure d'apparence fibreuse. Les progrès de l'histologie ont mis
un terme à ces controverses, et l'on sait aujourd'hui d'une

(1) Malpighi. — *Description du cerveau*, traduit par Sauvable, p. 88.
(2) Vieussens. — *Névrographia universalis*, Lugdunum, 1684, in-fol.
avec pl. page 54.

façon tout-à-fait positive, que la substance blanche des centres nerveux est formée par des fibres analogues à celles qui entrent dans la composition des nerfs périphériques, séparées les unes des autres par les lames délicates de la névroglie et par un petit nombre de vaisseaux. Mais si l'on est d'accord sur la nature des éléments dont la réunion constitue le centre ovale, on ne connaît encore que très-imparfaitement les connexions de ces éléments avec les autres parties du système nerveux central. Sans entrer dans la discussion des opinions souvent contradictoires, émises par les anatomistes, sur la nature et les variétés de ces connexions, je rappellerai brièvement les faits qui paraissent actuellement les mieux établis, car leur connaissance est indispensable pour l'étude régulière des localisations cérébrales.

Parmi les fibres nerveuses qui entrent dans la composition du centre ovale, les unes sont destinées à relier entre eux deux points différents des circonvolutions, les autres s'étendent de l'écorce aux masses grises centrales ou aux ganglions sous-jacents (1). Il en résulte deux grands appareils, un appareil d'*association* et un appareil d'*irradiation*.

I. — Appareil d'association (2).

Les fibres qui composent cet appareil sont de deux espèces.

---

(1) Gratiolet. — (*Anatom. comp. du cerveau*, par Leuret, et Gratiolet, tome II, page 166) distingue dans le centre ovale plusieurs espèces de fibres, savoir :

1° *Des fibres propres* allant du sommet d'une circonvolution aux circonvolutions voisines et unissant entre elles par un vaste système de commissures, toutes les parties d'un même hémisphère;

2° *Des fibres qui passent d'un hémisphère à l'autre* et les confondent tous deux dans un seul et même système;

3° *Des fibres qui, nées de la couronne de Reil, s'irradient dans tout l'hémisphère;*

4° *Des fibres qui, du corps calleux, vont dans tous les plis des hémisphères;*

5° *Des irradiations nées des nerfs de sensations spéciales;*

6° *Des irradiations nées des ganglions accessoires,* tels que les tubercules quadrijumeaux, les corps genouillés internes et le cervelet.

(2) Gall et Spurzheim l'appelaient appareil de *réunion* ou de *jonction*. — *Anat. et phys. du système nerv.*, 4 vol. in-4°, Paris, 1810. t. I, page 184.

Les unes réunissent entre elles deux circonvolutions d'un même hémisphère (*commissures intra-hémisphériques*), les autres passent d'un hémisphère à l'autre et associent, dans une action commune, les deux côtés du cerveau (*commissures inter-hémisphériques*).

a) SYSTÈME DES COMMISSURES INTRA-HÉMISPHÉRIQUES

Il est très-vraisemblable que les fibres appartenant à ce système sont extrêmement nombreuses, mais leur démonstration directe présente de grandes difficultés. Sur des coupes minces on aperçoit assez souvent, à la base des circonvolutions, de petits faisceaux curvilignes bien décrits par Gratiolet et qui paraissent réunir deux circonvolutions voisines. Mais les fibres qui relient entre elles des circonvolutions éloignées les unes des autres, sont très-difficiles à apercevoir. On suppose qu'elles ont une grande importance numérique et physiologique, bien que leur démonstration anatomique complète soit encore à faire et que leur rôle physiologique soit encore à établir sur des données expérimentales précises.

b) SYSTÈME DES COMMISSURES INTER-HÉMISPHÉRIQUES.

Ce système est représenté par les fibres du corps calleux et par celles de la commissure blanche antérieure.

Le corps calleux a été considéré comme une commissure inter-hémisphérique par un grand nombre d'anatomistes anciens, par Arnold (1), Reil, (2) Owen (3), etc.

Au contraire, Sténon (4), Tiedemann (5) pensèrent que le corps calleux était formé par l'entre-croisement, sur la ligne médiane, des fibres provenant des pédoncules cérébraux et

---

(1) Arnold. — *Tabulæ anatomicæ.*
(2) Reil. — *Arch. für die Physiologie,* t. IX.
(3) Owen. — *Philos. transactions,* traduit in *Annales des sciences médicales.* 2ᵉ série, tome VIII.
(4) Sténon. — *Discours sur le cerveau.*
(5) Tiedemann. — *Anatomie du cerveau,* trad. Jourdan, Paris 1823, page 262.

Foville (1) a défendu cette opinion avec beaucoup de talent.

D'après cet auteur, les fibres pédonculaires se recourberaient dans les hémisphères pour contourner les ventricules latéraux, et passeraient sur la ligne médiane, où, en s'entre-croisant avec celles du côté opposé, elles formeraient le corps calleux et se distribueraient de là aux différentes parties des circonvolutions. Longet (2), Cruveilhier (3) ont adopté cette opinion presque sans réserve. Gratiolet (4) pensait que des pédoncules partaient deux ordres de fibres, les unes qui s'entre-croisaient sur la ligne médiane pour former le corps calleux et allaient se distribuer aux circonvolutions de l'hémisphère du côté opposé; les autres qui se rendaient directement du pédoncule dans les circonvolutions de l'hémisphère correspondant.

Ces diverses opinions sur les rapports du corps calleux avec l'expansion pédonculaire ne sont plus admises aujourd'hui par la plupart des observateurs qui se sont spécialement occupés de l'anatomie des centres nerveux. Presque tous considèrent les fibres du corps calleux comme des fibres passant directement d'un hémisphère à l'autre et destinées à associer, dans un même système physiologique, les circonvolutions des deux hémisphères.

La commissure blanche antérieure fait partie du système d'association. Pour Gratiolet, elle formait la seule vraie commissure inter-hémisphérique. Foville la considérait comme destinée à réunir les deux lobules de l'insula. M. Luys en fait une commissure pour les deux lobes sphénoïdaux. Pour M. Meynert, elle renfermerait des fibres venant du lobe occipital et des lobes olfactifs et formerait un véritable chiasma olfactif analogue au chiasma des nerfs optiques. Mais les idées de Meynert sont loin d'avoir entraîné toutes les convictions et même son élève et le vulgarisateur de ses idées, M. Hugue-

---

(1) Foville. — *Traité complet de l'anatomie, de la physiologie et de la pathologie du système nerveux*. I. Partie Anatomie, Paris 1844.
Voir les planches 15, 17 et 18 de l'Atlas qui accompagne cet ouvrage.
(2) Longet. — *Anatomie et physiologie du système nerveux*, 2 vol. in-8, Paris 1842, tom. I, page 522.
(3) Cruveilhier. — *Traité d'anathomie descriptive*, 3e édition. Paris 1852. tom. IV, page 358.
(4) Leuret et Gratiolet. — *Anatomie comparée du cerveau*, tom. II, par Gratiolet, page 166 et suivantes.

nin (1) hésite à les adopter. En réalité, une grande obscurité règne encore sur les connexions de la commissure antérieure.

II. — Appareil d'irradiation (2).

On sait que les fibres blanches du pied du pédoncule cérébral pénètrent dans le cerveau et forment, au moment de leur entrée dans cet organe, entre la couche optique et le noyau caudé qui sont en dedans, et le noyau lenticulaire qui est en dehors, une zone blanche, très-bien décrite et figurée par Vieussens (3), qui l'ayant observée sur des coupes horizontales, lui donna le nom de *Geminum centrum semi-circulare* et plus tard par Burdach (4), qui, sur des coupes verticales, la désigna sous le nom de Capsule interne. Après avoir franchi l'espace que laissent entre eux les noyaux centraux, les fibres de la capsule interne semblent pénétrer dans le centre ovale en se dispersant dans toutes les directions. On voit très-bien ces irradiations lorsque, après avoir séparé les deux hémisphères et ouvert le ventricule latéral, on racle avec le manche d'un scalpel la substance grise du noyau caudé. On obtient ainsi une figure élégante et très-nettement rayonnée, que l'on appelle la *couronne rayonnante de Reil*.

Les rapports de ce système de fibres avec les autres parties de l'axe cérébro-spinal ont très-vivement préoccupé les anatomistes.

Vieussens croyait qu'un certain nombre des fibres du centre ovale partaient de la substance grise corticale, traversaient, sans s'y arrêter, le geminum centrum semi-circulare et descendaient directement dans la moelle épinière. Ces idées

---

(1) G. Huguenin. — *Allgemeine Pathologie der Krankheiten des Nervensystems*, Zurich, 1873.

(2) *Appareil de formation* de Gall et Spurzheim, — *Système des fibres convergentes supérieures* de M. Luys ; — *Système de projection de premier ordre*, de M. Meynert.

(3) Raymundi Vieussens. — *Nevrographia universalis*, Lugdunun, 1864, p. 67, pl. X et XIII.

(4) Burdach. — *Vom Baue und Leben des Gehirns*. Leipzick, 1819-1826, 3 vol. in-4.

furent pendant longtemps assez généralement acceptées. Mais des recherches plus précises montrèrent qu'elles n'étaient exactes qu'en partie, en ce sens que la plupart des fibres pédonculaires s'arrêtaient dans les noyaux gris desquels partaient de nouvelles fibres se rendant à l'écorce.

Certains anatomistes pensèrent même que toutes les fibres appartenant à l'appareil d'irradiation s'arrêtaient dans les noyaux centraux.

M. Luys (1), par exemple, admet que toutes les fibres convergentes supérieures émergent de la substance grise corticale et qu'elles vont toutes aboutir à la substance grise centrale. Parties des différentes circonvolutions, elles se réunissent en faisceaux distincts et indépendants qui viennent se grouper autour de la couche optique. La plupart pénètrent dans cet organe et se mettent en rapport avec ses cellules : les autres, moins nombreuses, se réfléchissent et vont se distribuer dans la substance grise des corps striés. De la couche optique et du corps strié partent de nouvelles fibres qui entrent dans la composition du pédoncule cérébral.

Dans le schéma de M. Luys, la couche optique et le corps strié affectés à des fonctions différentes, seraient en rapport avec des fibres d'ordre différent. La couche optique représenterait le centre commun de la plupart des fibres parties des circonvolutions et de toutes fibres sensitives périphériques. La substance grise du corps strié recevrait seulement quelques fibres de la substance corticale du cerveau et la plupart des fibres spinales antérieures, c'est-à-dire les fibres destinées à l'exécution des mouvements volontaires.

En d'autres termes, la couche optique serait le centre des fibres servant à la transmission de la sensibilité et le corps strié, le centre des fibres servant aux mouvements volontaires.

Cette division, si séduisante par sa simplicité, avait été développée par Todd et Carpenter et par Schrœder van der Kolk (2), mais elle est en opposition avec un si grand nombre de

---

(1) J. Luys. — *Recherches sur le système nerveux cérébro-spinal.* Paris, 1865.

(2) Schrœder van der Kolk. — *Pathologie und Therapie der Geisten-krankheiten.* Braunschweig, 1863, p. 20.

faits physiologiques et pathologiques qu'il est impossible de la considérer comme exacte.

D'après Meynert, dont les opinions sur ce point spécial sont généralement acceptées (1), les fibres de la couronne rayonnante (système de projection de premier ordre) se rendraient les unes au noyau caudé, les autres au noyau lenticulaire ou à la couche optique pour se mettre en rapport avec les cellules de ces noyaux gris.

Mais, en outre, certains faisceaux provenant des pédoncules traverseraient la capsule interne sans s'arrêter dans les masses centrales. L'un de ces faisceaux directs, décrits par Meynert, occuperait la région postérieure de la capsule interne, l'autre la région antérieure du même organe. Le premier serait formé de fibres sensitives : pour le voir (sur le cerveau des singes) il faut enlever la calote des pédoncules, les tubercules quadrijumeaux et la couche optique avec les corps genouillés : on aperçoit alors un faisceau de fibres qui partant de l'écorce du lobe occipital, se recourbe au niveau de l'extrémité postérieure du noyau lenticulaire, plonge dans le tiers postérieur de la capsule interne et se continue directement avec les fibres de la partie externe du pédoncule cérébral. Le faisceau direct antérieur occupe la portion moyenne du pédoncule cérébral; ses fibres traversent la capsule interne dans ses deux tiers antérieurs sans s'arrêter dans les noyaux centraux et traversent l'hémisphère correspondant pour aller se mettre en rapport avec les circonvolutions. En se fondant sur des considérations physiologiques, pathologiques ou anatomiques, MM. Vulpian (2), Henle (3), Flechsig (4), Broadbent, Gudden ont été conduits à admettre l'existence de ce faisceau direct antérieur. Selon toutes vraisemblances les fibres qui le

---

(1) Voir Huguenin. — *Allgemeine Pathologie der Krankheiten des Nervensystems*, et Charcot. — *Leçons sur les localisations dans les maladies cérébrales*, page 83.

(2) Vulpian. — *Leçons sur la physiologie générale et comparée du système nerveux.* Paris, 1866, p. 652.

(3) Henle. — *Handbuch der Nervenlehre.* Braunschweig, 1871 ; page 262.

(4) Flechsig. — *Die Leitungsbahnen im Gehirn und Rückenmark des Menschen,* etc. Leipzig, 1876.

constituent sont affectées à l'exercice de la motilité volontaire et vont se terminer dans les circonvolutions de la zone motrice corticale, en se mettant en rapport avec les grandes cellules pyramidales décrites dans cette région par MM. Betz (1), et Mierzejewski (2). Tout récemment l'étude des dégénérations secondaires d'origine corticale (3), a donné à cette opinion un appui dés plus sérieux.

En résumé l'appareil d'irradiation comprend : 1° un certain nombre de fibres se rendant de l'écorce dans le noyau caudé (fibres cortico-striées), dans le noyau lenticulaire (fibres cortico-lenticulaires), ou dans la couche optique (fibres cortico-optiques) ; 2° deux faisceaux pédonculaires directs, l'un moteur dont les fibres se dégagent des circonvolutions de la zone motrice corticale, traversent la capsule interne dans ses deux tiers antérieurs et gagnent la partie moyenne du pied du pédoncule pour descendre ensuite en suivant la protubérance et les pyramides antérieures jusque dans les faisceaux antéro-latéraux de la moelle, l'autre sensitif dont les fibres partent des circonvolutions latérales et postérieures de l'hémisphère, gagnent le pied de la couronne rayonnante, traversent la capsule interne au niveau de son tiers postérieur et plongent dans le pédoncule où leur position n'est pas encore parfaitement établie (4).

---

(1) Betz in Kiew. — *Anatomisches Nachweis zweier Gehirncentra. Centralblatt*, 1874.

(2) Mierzejewski. — *Etudes sur les lésions cérébrales dans la paralysie générale. (Archives de Physiologie normale et pathol.)* 1875, p. 226.

(3) Charcot. — *Leçons sur les localisations dans les maladies du cerveau ;* 1876, p. 162.

Pitres. — *Des dégénérations secondaires de la moelle épinière dans les cas des lésions corticales du cerveau. (Progrès médical,* 1877, p. 124.)

(4) D'après Meynert ce faisceau longerait le bord externe du pédoncule. Mais, il n'est pas certain qu'il en soit ainsi chez l'homme, car dans une observation publiée par M. Weber (*A contribution to the pathology of the crura cerebri.* In *Med. Chir. Trans.* vol. XLVI), une lésion de la partie inférieure et interne du pied du pédoncule a été suivie d'une anesthésie du côté opposé du corps.

CHAPITRE II

Physiologie du centre ovale.

Les anciens auteurs avaient fait, sur les fonctions du centre ovale du cerveau, une foule d'hypothèses quelquefois fort ingénieuses, mais ne reposant sur aucun fondement certain.

Galien n'avait pas distingué la substance blanche de la substance grise. Il avait remarqué seulement que la consistance du cerveau n'était pas partout absolument homogène et que certaines parties de cet organe étaient plus fermes que d'autres. Il en conclut qu'à ces différences de consistance devaient correspondre des attributions fonctionnelles différentes. Or, comme ce qui est mou est plus facilement impressionné que ce qui est dur, il supposa que les parties les plus molles étaient affectées à la perception de la sensibilité, et comme ce qui est dur a plus de force, il admit que les parties les plus fermes du cerveau étaient en rapport avec la motricité (1). Ces idées dominèrent la science pendant tout le moyen âge. Lorsque l'on osa contrôler et critiquer les assertions des livres galéniques, on leur substitua d'autres hypothèses qui n'avaient pas plus de fondement. Fernel déclara que la faculté motrice siégeait dans la moelle du cerveau : Wepfer fit secréter par elle les esprits animaux. Reil distingua dans les nerfs l'enveloppe et la pulpe. Il considéra la première comme un étui formé par la pie-mère et la seconde comme un prolongement de la pulpe cérébrale, et doua l'enveloppe de la propriété de produire les mouvements et la pulpe de celle de percevoir et de transmettre la sensibilité :

---

(1) Daremberg. — *Exposition des connaissances de Galien sur l'anatomie, la physiologie et la pathologie du système nerveux.* Th. doct. Paris, 1841, p. 222.

Arnemann essaya de démontrer expérimentalement la vérité de ces assertions en prouvant qu'après la section des nerfs le mouvement revenait, mais jamais la sensibilité parce que l'enveloppe seule se régénérait (1).

Willis avait, sur les fonctions des diverses parties du cerveau, des idées qui ont eu un grand retentissement. Il supposait que la substance grise était destinée à fabriquer les esprits animaux. Ceux-ci une fois formés gagnaient le corps calleux et y séjournaient, prêts à se porter dans toutes les directions selon les besoins de l'organisme.

Le corps calleux était, par conséquent, le lieu de résidence habituel des esprits animaux, le siége de l'âme raisonnable et de toutes ses opérations, la mémoire, l'imagination, le jugement le sens commun, etc. La faculté de produire les mouvements appartenait plus spécialement aux corps opto-striés et le cervelet jouissait du privilége de percevoir les impressions sensitives (2).

Le professeur Ackermann plaçait l'âme non plus dans le corps calleux, mais bien dans la substance médullaire qui tapisse l'intérieur des ventricules.

Je n'en finirais pas si je voulais rappeler toutes les hypothèses qui ont été émises sur les fonctions de la substance blanche du cerveau. Mais au milieu de ces assertions singulières, de ces affirmations grotesques, qu'aucune observation ne justifie, on voit briller de loin en loin une idée féconde, une conception juste dont les progrès de la science ont démontré la vérité et developpé les conséquences.

C'est ainsi que Boerhaave (3), rejetant l'hypothèse d'un sensorium commune, avança que chaque nerf devait avoir dans le cerveau un territoire qui lui fut propre. Ce qui revient à dire qu'il y a dans la pulpe, en apparence homogène, du cerveau, autant de centres spéciaux d'activité que d'origines de nerfs

---

(1) Cité par Serres : *Anatomie comparée du cerveau.* — Tome II, page 656.

(2) Thomœ Willis. — *Opera omnia.* Amsterdam, 1782 ; 2 vol. in-4, *passim.*

(3) Cité par Serres : *Anatomie comparée du cerveau.* — Tome II, page 658.

physiologiquement distinctes. Grande pensée qui fut plus tard acceptée par Sabourault, Bouillaud, etc., et dont la physiologie moderne tend chaque jour à démontrer la vérité.

Les idées de Vieussens sur la physiologie du cerveau méritent aussi d'être signalées. Vieussens croyait que la substance grise était formée, ainsi que l'avait dit Malpighi, par de petites glandes et la substance blanche par des faisceaux fibrillaires. Il donnait avec Willis à la substance grise ou cendrée, comme il l'appelait, la fonction de secréter l'esprit animal, principe de tous les mouvements et de toutes les conceptions, et à la substance blanche celle de transporter l'esprit animal jusqu'aux terminaisons des nerfs.

Dans la théorie de Vieussens, l'esprit animal est un. Après avoir été sécrété par la substance grise, il pénètre dans les faisceaux de la substance médullaire sous-jacente, et selon que ces faisceaux se rendent à des muscles ou à des organes sensitifs, il produira des mouvements ou sera impressionné par des sensations. La diversité de fonctions dépend donc de la diversité anatomique des terminaisons nerveuses.

On remarquera que cette conception des fonctions des fibres nerveuses est aujourd'hui très-généralement adoptée (1) et que certains physiologistes considèrent encore aujourd'hui la substance grise corticale, comme fonctionnellement homogène. M. Vulpian, par exemple, discutant récemment la théorie des centres psychomoteurs corticaux, s'exprime ainsi : « Il est possible que l'influence motrice des différents points de l'écorce grise toute entière, soit obligée de passer par les régions considérées comme des centres psycho-moteurs, pour atteindre les trousseaux des fibres blanches, qui, presque seules, mettent cette écorce en rapport avec les membres. Ces trousseaux de fibres n'ayant pas d'autre communication avec la substance grise corticale, si l'on enlève la substance corticale, dans ce point seulement, on supprimera toute relation entre l'écorce entière et le trousseau de fibres dont il s'agit. En un mot, on produit

---

(1) Voir Vulpian. — *Leçons sur la physiologie du système nerveux, etc.* Leçons IX et X.

la paralysie d'un membre, non pas en enlevant dans l'écorce grise cérébrale, le centre volontaire de ce membre, mais en interrompant en grande partie la communication nerveuse entre ce membre et la substance grise corticale toute entière. Supposons, ce que nous pouvons reproduire expérimentalement, une perte de substance siégeant dans un autre point de la surface des hémisphères cérébraux. Il n'existe pas alors de paralysie des membres du côté opposé. Rien de plus naturel dans notre hypothèse, puisque toute l'influence motrice de tout le reste de la couche grise corticale, passe toujours par le petit trousseau de fibres nerveuses qui met en rapport les membres et l'écorce cérébrale. Enlevons maintenant l'écorce cérébrale dans la région où viennent les fibres en question ; ces fibres ne peuvent plus recevoir l'influence de l'écorce cérébrale et la paralysie s'en suit. (1) »

Mais revenons à Vieussens. Après avoir établi le rôle de la substance grise, il cherche à déterminer les voies que suit l'esprit animal dans l'intérieur du cerveau, pour arriver jusqu'aux racines des nerfs spinaux. Naturellement tout n'est pas exact dans les détails de cette description. Néanmoins il est très-remarquable de noter que d'après Vieussens les faisceaux cérébraux qui servent aux *mouvements volontaires proviennent de la région supérieure du centre ovale, traversent le double centre demi circulaire, vont former les tractus antérieurs de la moelle allongée, gagnent la moelle épinière et vont se distribuer aux muscles en passant par les racines postérieures des nerfs spinaux* (2).

Il m'a paru intéressant de rappeler brièvement ces opinions de Vieussens, formulées depuis deux siècles, et si voisines dans leurs traits fondamentaux de celles qui sont aujourd'hui démontrées ou considérées comme très-vraisemblables par les savants les plus autorisés.

J'ai hâte d'arriver maintenant à l'exposé de nos connais-

---

(1) Vulpian. — *Excitabilité de l'écorce grise du cerveau.* — Leçon recueillie par M. Bochefontaine, Paris 1877, pages 8 et 9.
(2) Raymundi Vieussens. — *Nevrographia universalis.* Lugdunum 1684, in-fol. avec pl. pages 67, 94, 95, 114, 119, 122, etc.

sances actuelles sur les fonctions des différents faisceaux de substance blanche du centre ovale.

I. Les fonctions des fibres qui entrent dans la composition du système d'association intra-hémisphérique sont, jusqu'à présent, à peu près complétement inconnues. Aucune expérience physiologique, aucun fait pathologique précis, ne permettent de déterminer le rôle qu'elles jouent dans les fonctions du cerveau.

On n'est guère plus avancé relativement aux fonctions des commissures inter-hémisphériques.

Lapeyronie pensait que le corps calleux était le siége des fonctions de l'âme (1) et que ses lésions amenaient la perte du sentiment et de la raison, Saucerotte (2) chercha à confirmer expérimentalement cette opinion. Pour cela il incisa le corps calleux sur un chien. « Dans le moment de la section, dit-il, l'animal eut un violent trémoussement dans tout le corps et dans l'instant il tomba dans la léthargie. Il paraissait avoir le sentiment anéanti, car je lui coupai le nez et le lui brûlai, lui piquai les yeux, lui enfonçai un scalpel dans les muscles sans qu'il parût avoir de sentiment. » Une seconde expérience donna des résultats analogues. Mais il est probable que Saucerotte, lésait dans ses expériences des parties autres que le corps calleux, car Lorry (3), Flourens (4), Magendie (5), Serres (6), Longet (7), etc., s'accordent à déclarer que les lésions expérimentales du corps calleux ne déterminent ni paralysie, ni convulsions, ni anesthésie, ni aucun trouble appréciable.

---

(1) De Lapeyronie. — *Observations par lesquelles on tâche de découvrir la partie du cerveau où l'âme exerce ses fonctions. (Mémoires de l'Académie des Sciences* 1741, page 199.)

(2) Saucerotte. — *Mémoire sur les contre-coups dans les lésions de la tête.* Prix de l'Académie de Chirurgie. Edition in-8, 1819. T. IV, p. 313 et 334.

(3) Lorry. — *Mémoire des savants étrangers.* T. III.

(4) Flourens. — *Recherches expérimentales sur les fonctions et les propriétés du système nerveux.* 2e édit., Paris 1842, p. 21.

(5) Magendie. — *Leçons sur les fonctions du système nerveux.* 1839, t. I, p. 181.

(6) Serres. — *Anat. comp. du cerveau.* T. II, p. 702.

(7) Longet. — *Anat. et physiol. du système nerveux.* Paris 1842. T. I, page 532.

Tréviranus (1) regarde les fibres commissurales interhémisphériques comme des liens destinés à assurer l'unité fonctionnelle des deux hémisphères. C'est là une pure hypothèse que n'autorisent ni les faits expérimentaux, ni les faits tirés du domaine de l'observation clinique. Il existe, en effet, un bon nombre de cas d'absence congénitale ou de lésions du corps calleux, chez l'homme, sans altérations profondes de l'intelligence. On voit que nous savons bien peu de choses sur les fonctions des fibres appartenant au système d'association.

« Les commissures disait Vicq d'Azyr (2), semblent être destinées à établir des communications sympathiques entre les diverses parties cérébrales. »

Nous ne pouvons, aujourd'hui, que répéter ces paroles sans qu'il nous soit possible d'en démontrer expérimentalement l'exactitude.

II. Le système d'irradiation comprend des fibres destinées à relier les circonvolutions au corps opto-strié, dont nous ne connaissons pas encore les fonctions et des fibres pédonculaires directes sur le rôle desquelles nous possédons quelques documents précis.

Ces fibres directes forment, on se le rappelle, deux faisceaux distincts. L'un est situé dans le tiers postérieur de la capsule interne et s'irradie dans les régions postérieures et latérales de l'hémisphère, l'autre occupe les deux tiers antérieurs de l'expansion pédonculaire et se met en rapport avec les circonvolutions de la zone motrice corticale. Les expériences physiologiques et les observations pathologiques démontrent que le premier est chargé de la transmission des impressions sensitives et le second de la transmission des incitations motrices volontaires.

Les faits relatifs à l'étude des fonctions du faisceau sensitif sont aujourd'hui connus de tout le monde, grâce aux recherches cliniques ou expérimentales de MM. Charcot (3),

---

(1) Tréviranus. — *Journal complém. du dict. des sciences médicales.* T. XVII, p. 36.

(2) Vicq d'Azyr. — *Mém. de l'Acad. des sciences*, 1781.

(3) Charcot. — *Leçons sur les maladies du système nerveux.* T. I, 1873 et *Leçons sur les localisations dans les maladies du cerveau*, 1876.

Veyssière (1) Raymond (2) et l'on sait que la section du tiers postérieur du pied de la couronne rayonnante ou de la capsule interne détermine une hemi-anesthésie permanente, sensitive et sensorielle, du côté opposé du corps. A ce niveau semble se trouver un carrefour où sont réunies toutes les fibres sensitives du côté opposé du corps. Il est très-probable qu'à partir de ce point central les fibres s'irradient en divergeant dans diverses directions et vont se terminer isolément dans les différentes circonvolutions des régions postérieures et latérales du cerveau, car les lésions limitées du centre médullaire des lobes sphénoïdaux et occipitaux ne paraissent pas donner lieu à des troubles permanents de la sensibilité, ce qui ne manquerait pas d'arriver, si les fibres sensitives réunies au niveau de l'extrémité postérieure de la capsule interne, traversaient ces lobes sous forme de faisceaux distincts, pour se rendre dans des centres corticaux limités, séparés les uns des autres et affectés chacun à la perception consciente de l'une des formes des impressions sensitives.

La connaissance des faisceaux moteurs du centre ovale est une conquête toute récente de la physiologie expérimentale (3). Elle a été la conséquence de la découverte si féconde de l'excitabilité de certaines circonvolutions cérébrales à l'exclusion des autres, faite en 1870 par MM. Fritsch et Hitzig (4).

Peu de temps après la publication du travail de MM. Fritsch et Hitzig, on chercha de tous côtés à déterminer les limites de

---

(1) Veyssière. — *Recherches cliniques et expérimentales sur l'hémianesthésie de cause cérébrale.* Th. doct., Paris, 1874.

(2) Raymond.— *Etude sur l'hémichorée, l'hémianesthésie et les tremblements symptômatiques.* Th. doct., Paris, 1876.

(3) Il est juste de dire que longtemps avant la découverte de l'excitabilité de certaines régions des hémisphères cérébraux, Ludwig Türck, MM. Charcot, Vulpian, Bouchard, etc., avaient remarqué que les altérations de la capsule interne et du pied de la couronne rayonnante déterminent des dégénérations secondaires de la moelle et des paralysies permanentes et incurables, beaucoup plus sûrement que les lésions siégeant sur les autres parties du cerveau. Mais ces observations ne pouvaient faire oublier les résultats des expériences de Flourens, de Magendie, de Longet et de M. Vulpian lui-même qui semblaient démontrer de la façon la plus positive l'homogénéité fonctionnelle et l'inexcitabilité des hémisphères cérébraux.

(4) Fritsch und Ed. Hitzig. — *Ueber die électrische Erregbarkeit des Grosshirns (Reichert und Du Bois-Reymond's Archiv.),* 1870.

la région excitable de l'écorce et les conditions de transmis-
sion des excitations dans la substance blanche sous-jacente.
Ces tentatives inspirèrent les recherches de MM. Ferrier (1),
Burdon Sanderson (2) en Angleterre, Dalton (3), Bartolow (4)
Putnam (5) en Amérique, Dupuy (6), Carville et Duret (7), Vul-
pian (8) en France, Schiff (9), Albertoni et Michieli (10) en Italie,
Nothnagel (11) Braun (12), Eckard (13) etc. en Allemagne.

Je ne rappellerai ici que les parties de ces travaux qui se
rapportent à l'étude du centre ovale. Le premier fait à signaler c'est que toutes les parties de la substance médullaire des
hémisphères cérébraux ne sont pas excitables. L'excitation
des faisceaux placés au-dessous de la partie antérieure des
circonvolutions frontales, celle des faisceaux sous-jacents aux
circonvolutions occipitales et sphénoïdales ne donnent lieu à
aucun phénomène moteur. Si au contraire on vient à exciter, avec des courants faibles, la substance blanche qui se
détache de la face profonde des circonvolutions de la zone
motrice corticale, on provoque des mouvements limités, sem-

---

(1) **Ferrier**. — *Experimental researches in cerebral physiology and
pathology. (West Riding Asylum med. Rep. 1873* (traduit par M. Duret) et plusieurs autres mémoires dont les conclusions principales se
trouvent dans le dernier livre de M. Ferrier : *The Functions of the
Brain, 1876.*

(2) Burdon Sanderson. — *Notes in Proceed. of the royal Society,* vol.
XXII.

(3) Dalton, Arnold, etc. — *Motor centre in the cerebral convolution.
(New-York med. Journ.,* Mars 1875).

(4) Bartolow. — *Experiment on human Brain. (American journal of
medical Science, 1874.)*

(5) Putnam. — *Contrib. to the physiol. of the cortex cerebri (The
Boston med. and surg. journal, Juillet 1874.)*

(6) Dupuy. — Th. Paris, 1873.

(7) Carville et Duret. — *Sur les fonctions des hémisphères cérébraux
(Arch. de physiol. norm. et pathol., 1875.)*

(8) Vulpian. — Cours professé à la Faculté de médecine en 1875.

(9) Schiff.— *Lezioni di fisiologia sperimentale sulsistema nervoso en-
cefalico.* 2ᵉ édit. Florence 1873 et *Dei pretesi centri motori negli emis-
feri cerebrali (Rivista sperimentale di freniatria e di medicina legale,
1876.)*

(10) Albertoni et Michieli. — *Sui centri cerebrali di movimento (Lo
sperimentale, Février 1876.)*

(11) Nothnagel. — *Experimentelle Untersuchungen über die Func-
tionen des Gehirns (Virchow's Archiv, 1873).*

(12) Braun. — *Beitræge zur Frage über die electrischen Erregbarkeit des Grosshirns. Eckard's Beitræge z. Anat. u. physiol. 1874.*

(13) Eckard.— *Ueber die Folgen des electrischen Reizung der Hirnrinde. (Allg. Zeitschr. f. Psychiatrie.)*

blables à ceux que provoque l'excitation de la surface des circonvolutions motrices elles-mêmes.

M. Putnam (1) recherche sur les circonvolutions d'un chien le centre d'un mouvement simple et bien défini. Quand il l'a trouvé, il taille avec un bistouri, un lambeau comprenant toute la substance grise qui correspond à ce centre. Puis, le sang étant étanché, il excite de nouveau le lambeau resté en place, mais il ne produit plus de mouvements limités. Le lambeau est alors renversé et l'on applique les électrodes sur la surface dénudée de la substance blanche sous-jacente, et en employant un courant d'une intensité un peu plus grande qu'au début de l'expérience, on provoque des mouvements tout à fait semblables à ceux qui résultaient de l'excitation du du centre cortical resté intact.

Quelques mois après, MM. Carville et Duret (2) publiaient un très-remarquable mémoire dans lequel nous trouvons plusieurs expériences du plus haut intérêt sur les fonctions de la substance médullaire du cerveau.

Ces habiles physiologistes ont vérifié le fait avancé par M. Putnam, à savoir, que l'excitation de la substance blanche sous-jacente aux centres moteurs corticaux, à l'aide de courants faibles, provoque des mouvements distincts et limités.

Dans une expérience (page 422) ils ont mis à découvert sur un chien, à l'aide du trépan, le centre pour les mouvements de la patte antérieure gauche. La bobine étant à 10 centimètres il se produisait des mouvements dans les orteils. « A 8 centimètres on constate très-nettement et à plusieurs reprises, un mouvement d'extension des orteils, d'adduction de la patte, et de rétraction de l'épaule gauche. Avec la curette en cuivre rouge, on enlève avec soin, sur une étendue de 1 centimètre carré environ, la substance grise correspondant au point excité. Quand le sang est étanché et la surface cérébrale à peu près sèche, on applique de nouveau

---

(1) Putnam. — *Contribution to the Physiology of the cortex cerebri. {The Boston med. and surg. Journal,* juillet 1874.)
(2) Carville et Duret.— *Sur les fonctions des hémisphères cérébraux, (Arch. de physiol.,* 1875).

les électrodes sur la substance blanche subjacente à la couche grise qu'on vient d'enlever. La bobine étant à 8 cent. on n'obtient aucun mouvement dans les pattes du côté opposé, mais il suffit de pousser la bobine d'induction à 6 centimètres pour produire des mouvements semblables aux précédents. Ils sont tout aussi énergiques et aussi bien limités (1). »

Ce premier fait étant bien constaté, MM. Carville et Duret ont démontré que la section pure et simple des faisceaux de fibres blanches sous jacentes à un centre moteur cortical n'empêche pas complétement la transmission de l'excitation, et qu'il la rend seulement un peu plus difficile.

« Dans d'autres expériences, disent-ils, nous avons simplement pratiqué des sections avec une lame fine, au-dessous du centre excité. Ainsi, après avoir déterminé des mouvements très-accusés dans les pattes du côté opposé, par l'excitation de leur centre sur le gyrus sigmoïde, nous coupions les fibres nerveuses au-dessous de ce centre. Avant la section, la bobine étant à 8 centimètres, des mouvements très-accusés survenaient facilement. Après la section il fallait pousser la bobine à 7 centimètres et même à 6 centimètres pour obtenir des effets aussi réels. »

La transmission de l'excitation paraît se faire dans un sens déterminé par la direction anatomique des fibres. Car, si l'on introduit dans l'incision une lame de verre très-fine, il est impossible de produire le moindre mouvement dans les muscles correspondant au centre excité, même en employant le courant maximum. Le courant suit donc les faisceaux de fibres qui partent des centres corticaux et n'agit pas suffisamment sur les faisceaux voisins pour produire des mouvements en rapport avec cette excitation secondaire.

Il est inutile d'insister sur l'importance considérable de ces faits.

Enfin, les expériences de MM. Carville et Duret ont démon-

---

(1) Des expériences à peu près semblables ont été faites par M. Hermann. — *Ueber elektrische Reizversuche an der Grosshirnrinde. (Arch. f. d. ges Phys.* 3. 1875). Après l'extirpation ou la cautérisation des centres moteurs corticaux, cet auteur a vu l'électrisation de la substance blanche produire des mouvements semblables à ceux que déterminait l'excitation de la substance grise restée intacte.

tré que l'excitation transmise par les faisceaux médullaires n'agissait pas sur les mouvements par l'intermédiaire du noyau caudé.

Cette démonstration est établie sur deux ordres d'expériences :

Dans les premières, on détruit le noyau caudé, puis l'on excite les fibres de la zone motrice ; les mouvements se produisent comme si le noyau caudé était intact.

Dans les secondes, on sectionne la capsule interne, sans toucher aux noyaux centraux, et, dans ces conditions, l'excitation des fibres de la zone motrice ne donne plus lieu à aucun mouvement, quelle que soit l'intensité du courant employé.

Toutes les expériences rapportées précédemment ont été faites à l'aide de l'excitation électrique.

Il serait utile de les contrôler par une autre série d'expériences ayant pour but de détruire isolément les différents faisceaux qui se rendent à la zone excitable, et de déterminer les troubles de la motilité qui résulteraient de ce genre de lésion. Jusqu'à présent, nous savons seulement, à ce point de vue, que lorsqu'on sectionne la capsule interne dans ses deux tiers antérieurs entre le noyau caudé et le noyau lenticulaire, on produit constamment une hémiplégie complète du côté opposé (1), et que si la section est pratiquée audessus de la surface ventriculaire du noyau caudé, on observe seulement des paralysies motrices localisées analogues à celles qu'on obtient par l'ablation d'un centre cortical. Ces expériences, pratiquées par MM. Carville et Duret sur des chiens, mériteraient d'être répétées sur des singes.

MM. Albertoni et Michieli (2) ont constaté que si après avoir détruit un centre moteur cortical, on laissait vivre l'animal, l'excitation de la plaie cérébrale même avec un courant

---

(1) Voir Carville et Duret. — *Sur les fonctions des hémisphères cérébraux. (Archives de physiologie normale et pathologique*, 1875, page 466).

(2) Albertoni e Michieli. — *Sui centri cerebrali di movimento. (Lo Sperimentale*, février 1876).

relativement très-énergique, ne produisait plus, au bout de quelques jours, aucun mouvement limité.

Voici le résumé de ces expériences qui sont de nature à éclairer certains faits pathologiques.

EXPÉRIENCE I.

Le 2 juillet 1875, un grand chien est anesthésié et après avoir découvert le point de l'écorce dont l'excitation détermine des mouvements dans les membres du côté opposé, on enlève la substance grise à une profondeur de un centimètre.

Quinze jours après on fait la même opération du côté opposé. — Le 28 juillet, l'animal est éthérisé et l'on excite avec soin les surfaces des deux plaies cérébrales sans obtenir le moindre mouvement (courant produit par une pile de Grove et interrompu par un chariot de Du Bois Reymond, placé d'abord à 12, puis à 4 centimètres).

EXPÉRIENCE II.

Le 7 juillet 1875, on enlève sur un chien éthérisé, les circonvolutions du côté droit, dont l'excitation électrique provoque des mouvements dans les membres du côté gauche. Le 20 juillet, on pratique la même opération sur le côté gauche du cerveau, en respectant les centres pour les mouvements des mâchoires.

Le 28 juillet, l'animal étant de nouveau éthérisé, on excite les surfaces du cerveau dans les points où la substance grise a été enlevée, sans produire aucun mouvement dans les membres, même en employant un courant très-énergique. Un courant trois fois moins fort, appliqué sur les circonvolutions voisines restées intactes, provoque des mouvements limités très-nets dans les muscles correspondants.

EXPÉRIENCE III.

Le 29 juillet 1875, extirpation des centres cérébraux du côté gauche pour les membres du côté droit. Le 10 août, on excite la surface de section sans produire aucun mouvement.

EXPÉRIENCE IV.

Le 28 juillet 1875, sur un chien éthérisé, on découvre l'hémisphère droit et on excite, avec un courant faible, le centre pour le membre postérieur droit. La situation de ce centre étant bien reconnue, on l'extirpe en totalité.

Le 9 août on ouvre la plaie. Il y a une hernie du cerveau qu'on excite inutilement. On excise alors la portion du cerveau qui fait saillie à travers l'ouverture du trépan, et on excite la nouvelle plaie sans obtenir aucun mouvement du côté opposé.

Les résultats de ces expériences s'expliquent facilement. On sait que lorsqu'on vient de couper un nerf moteur, l'excitation du bout périphérique de ce nerf détermine des contractions dans les muscles auxquels il se distribue.

Mais au bout d'un laps de temps qui varie pour les animaux à sang chaud entre deux et quatre jours, l'excitation du bout périphérique du nerf sectionné ne provoque plus aucune contraction musculaire. Cela tient à ce que les phénomènes de dégénération secondaire des fibres nerveuses sont en pleine évolution. Les cylindraxes sont coupés par le gonflement des noyaux des segments inter-annulaires et la conductibilité nerveuse est interrompue.

Des phénomènes analogues se passent dans le cerveau. Les fibres dont l'excitation provoque des mouvements limités dans les muscles du côté opposé des nerfs paraissent avoir leurs centres trophiques dans la substance grise corticale.

Lorsqu'elles sont séparées de cette substance grise, elles dégénèrent : peu de jours après leur section, elles deviennent impropres à transmettre les excitations, et si on laisse vivre l'animal suffisamment longtemps, on peut constater une dégénération descendante des faisceaux moteurs dans le pédoncule cérébral, la protubérance, la pyramide antérieure bulbaire du côté correspondant et dans le cordon latéral du côté opposé de la moelle.

Sur un chien qui devait servir à leurs expériences, MM. Carville et Duret ont trouvé dans le centre ovale, au-dessous de la zone motrice, un vaste kyste hémorrhagique ancien : à l'autopsie ils ont noté une atrophie très-manifeste du pédoncule cérébral et de la pyramide antérieure du côté correspondant (1). Plus récemment M. Vulpian a constaté une dégénération secondaire de la moelle chez un chien auquel il avait détruit, quelques mois auparavant, l'écorce du gyrus sigmoïde (2).

---

(1) Carville et Duret. — *Lésion pathologique du centre ovale chez un chien. (Arch. de physiol. norm. et pathol.,* 1875, page 156).
(2) Vulpian. — *Archiv. de physiologie,* 1876.

Chez l'homme, ainsi que nous le verrons plus loin, les lésions destructives de l'écorce de la zone motrice ou celles des
faisceaux blancs sous-jacents amènent aussi une dégénération
descendante très-manifeste.

Nous n'avons pas parlé, jusqu'à présent, des rapports des
fibres du centre ovale avec les mouvements convulsifs. On
sait, en effet, que l'excitation de la zone motrice corticale
détermine dans certaines conditions des attaques épileptiformes (1).

Or, on peut se demander si l'excitation de la substance
blanche du centre ovale peut donner lieu à des phénomènes
convulsifs du même genre. L'expérience suivante pratiquée
par M. Albertoni (2), répond à cette question :

Sur un petit chien, on découvre la zone épileptogène et à
peine a-t-on appliqué les électrodes sur la substance grise
(chariot à 10 centimètres), qu'il se produit une attaque de
convulsions avec perte de connaissance, salivation, cri, etc.
Après l'attaque, l'animal, d'ordinaire très-doux, était en fureur
et cherchait à mordre. On enlève alors la substance grise dans
le point qui a été précédemment excité, et l'on porte les électrodes (chariot à 8 centimètres) sur le fond de la plaie cérébrale. Il se produit alors une attaque d'épilepsie tout-à-fait semblable à la première. Douze jours après, on excite de nouveau
la plaie cérébrale, mais on n'obtient que des mouvements de
la face et du cou, dont les centres n'ont pas été détruits.

Cette expérience démontre donc que l'excitation de la
substance blanche de la zone motrice peut produire des accès
épileptiformes semblables à ceux que détermine l'excitation
de la zone motrice corticale elle-même, fait qui concorde parfaitement avec les résultats de nombreuses observations
pathologiques.

<hr>

(1) Voir à ce sujet : Hitzig. — *Ueber Production von Epilepsie durch
experimentelle Verletzung der Hirnrinde. — (Untersuchungen über
das Gehirn ;* Berlin 1874, page 271.) — Nothnagel. — *Kramphafte Be-
wegungen bei Verletzung der Hirnrinde (Centralblatt f. med. Wissensch. 1873).* — Ferrier, Eckhardt, Bartolow, etc. — *Lot. cit.*
(2) Piétro Albertoni. — *Influenza del Cervello nella produzione
dell'Epilessia. Rendi conto delle ricerche sperimentale eseguite nel
gabinetto di fisiologia della universita di Siena.* Milano, 1876, p. 16.

Les expériences que nous venons de rapporter brièvement, constituent à peu près tout le bilan de nos connaissances actuelles sur la physiologie des fibres motrices de la substance médullaire du cerveau. Elles peuvent être résumées dans les conclusions suivantes :

I. La substance blanche du centre ovale n'est pas fonctionnellement homogène. Les faisceaux blancs sous-jacents à la zone motrice corticale sont seuls excitables et leur excitation produit les mêmes phénomènes que l'excitation des parties correspondantes de l'écorce (mouvements limités dans les muscles du côté opposé du corps, convulsions épileptiformes).

II. La transmission de l'excitation par les fibres de la substance blanche du cerveau se fait dans un sens déterminé : elle suit la direction des faisceaux dans le centre ovale et la capsule interne, et n'agit pas avec une intensité physiologiquement appréciable sur les faisceaux voisins.

Les effets produits par l'excitation des faisceaux blancs ne sont pas non plus le résultat d'une transmission de l'excitation au noyau caudé.

III. Les fibres motrices du centre ovale paraissent avoir leur centre trophique dans la substance grise corticale; lorsqu'elles en sont séparées elles s'altèrent et perdent au bout de peu de jours, leur conductibilité. Plus tard, il se produit une dégénération secondaire descendante, analogue à celle qui résulte des lésions de la capsule interne elle-même.

CHAPITRE III

Topographie et nomenclature des différentes régions du centre ovale.

Puisque le centre ovale n'est pas un organe fonctionnellement homogène, puisque les faisceaux de fibres qui entrent dans sa composition sont en rapport, les uns avec la transmission des incitations volontaires, les autres avec la transmission des impressions sensitives ou d'autres modalités de l'activité des centres nerveux, on comprend qu'il y ait un grand intérêt à déterminer très-exactement le siége précis des altérations qui peuvent l'atteindre. C'est là, il faut bien en convenir un problème difficile à résoudre. La masse blanche, molle, de coloration uniforme et de consistance homogène qui constitue le centre ovale ne présentant aucune limitation intérieure naturelle qui puisse servir de base à une nomenclature. De plus, les divisions du cerveau en lobes frontal, pariétal, occipital et sphénoïdal, admises par la plupart des auteurs, ne correspondent pas toutes à des territoires anatomiquement et physiologiquement distincts.

« Les anciens, dit Vicq d'Azyr (1), distinguaient trois lobes dans chaque hémisphère cérébral : Haller n'en a admis que deux. Il vaudrait mieux peut-être n'en admettre aucun, mais diviser la surface convexe du cerveau en trois régions : la frontale, la pariétale et l'occipitale. » En cherchant un moyen qui permette de déterminer avec précision la topographie des lésions du centre ovale, je me suis inspiré de ce conseil de Vicq d'Azyr. Nous savons en effet que les régions antérieure et postérieure du cerveau sont inexcitables et que la région

---

(1) OEuvres de Vicq d'Azyr, édit. Moreau, de la Sarthe, 6 vol., in-8°, atlas, in-4°, tome VI, page 27.

moyenne seule sert à l'exercice régulier des mouvements volontaires. Il convient donc de séparer avant tout par des coupes
méthodiques le territoire moteur des territoires inexcitables.

Pour cela les hémisphères cérébraux ayant été séparés l'un
de l'autre et dépouillés de la pie-mère, on pratiquera une première coupe verticale, parallèle au sillon de Rolando, et passant
à 5 centimètres en avant de ce sillon. Une deuxième coupe,
parallèle à la première, sera pratiquée à un centimètre en
avant de la scissure perpendiculaire interne. Ces deux coupes
diviseront par conséquent l'hémisphère en trois régions, l'une
antérieure ou préfrontale, l'autre moyenne ou fronto-pariétale
et la troisième postérieure ou occipitale.

La région préfrontale correspond à la portion inexcitable
antérieure du cerveau et les lésions du centre ovale limitées
à cette région ne doivent donner lieu à aucun phénomène
moteur. La région occipitale correspond à la portion inexcitable postérieure du cerveau. Ses lésions ne déterminent
non plus aucun phénomène moteur.

La région fronto-pariétale, au contraire, comprend toute
la zone motrice corticale, le corps opto-strié, toute la partie
motrice de la capsule interne et le carrefour des fibres sensitives dont la lésion détermine l'hémianesthésie. C'est dans
son intérieur ou à sa surface que doivent siéger toutes les altérations qui se traduisent pendant la vie par des phénomènes paralytiques ou convulsifs. Aussi cette région mérite-
t-elle une description détaillée.

Pour mettre à découvert les différents faisceaux du centre
ovale qui entrent dans sa composition, je propose de lui faire
subir quatre coupes successives parallèles au sillon de Rolando et passant : la première au niveau des pieds des circonvolutions frontales (coupe pédiculo frontale), la deuxième sur
la circonvolution frontale ascendante (coupe frontale), la troisième sur la circonvolution pariétale ascendante (coupe pariétale) et la quatrième sur le pied des lobules pariétaux (coupe
pédiculo-pariétale).

Ces diverses coupes dessinées d'après nature et réduites aux
trois cinquièmes de leur grandeur naturelle se trouvent représentées dans la planche I.

Les fig. 1 et 2 représentent les surfaces de section des coupes préfrontale et occipitale. Le centre ovale y est entouré de tous côtés par le liseré continu que forme à sa périphérie la substance grise des circonvolutions et comme il n'y a, pour le moment du moins, aucune raison de supposer que les différents faisceaux blancs qui entrent dans la composition de ces régions jouissent de fonctions différentes, on peut les appeler en masse : faisceaux préfrontaux et faisceaux occipitaux.

La figure 3 représente la surface de la coupe pédiculo-frontale, c'est-à-dire la coupe passant à deux centimètres en avant du sillon de Rolando et divisant les pieds des circonvolutions frontales antéro-postérieures au voisinage de leur insertion sur la circonvolution frontale ascendante. Elle doit intéresser en particulier la troisième circonvolution frontale au niveau du sommet de la première courbe à convexité supérieure que forme cette circonvolution en se séparant de la frontale ascendante. Au point de vue anatomo-pathologique on peut dire que c'est dans son aire que doivent siéger les lésions qui donnent lieu à l'aphasie.

Sur cette coupe on aperçoit le plan de section des trois circonvolutions frontales (1, 2, 3), de l'extrémité antérieure du lobule de l'insula (4) et de l'extrémité postérieure des circonvolutions orbitaires (5). Le corps strié est divisé à son extrémité antérieure, et ses deux noyaux (11 et 13) ayant à ce niveau à peu près le même volume, sont séparés par la capsule interne (12). Le centre blanc de cette région doit être divisé en trois triangles, par deux lignes fictives représentées en rouge sur la figure, partant du fond des scissures frontales supérieure et inférieure et se dirigeant vers la capsule interne. Ces triangles, adossés l'un à l'autre, ont leur base en rapport avec les circonvolutions et leur sommet avec la capsule interne dont ils prolongent les irradiations. Chacun d'eux renferme le faisceau de fibres rayonnantes qui unit le pied de la circonvolution frontale correspondante aux régions centrales du cerveau et à la moelle. Et comme il est utile, pour la commodité des descriptions de donner un nom spécial à chaque partie anatomiquement distincte, il convient de nommer *faisceau pédiculo frontal supérieur* (6), le faisceau de fibres qui, de la capsule interne, se porte vers le pied de la première circonvolution frontale, *faisceau pédiculo frontal moyen* (7) celui qui se rend au pied de la deuxième circonvolution frontale et *faisceau pédiculo frontal inférieur*, celui qui se met en rapport avec le pied de la troisième circonvolution frontale.

La figure 4 représente l'image que donne la coupe frontale, c'est-à-dire, la coupe verticale et parallèle au sillon de Rolando qui passe au niveau de la circonvolution frontale ascendante. Sur cette figure on voit le plan de section de la circonvolution frontale ascendante dans toute son étendue (1), du lobule de l'insula (2), et plus bas celui des circonvolutions du lobe sphénoïdal (3).

Le noyau caudé est beaucoup moins volumineux que dans la coupe précédente : le noyau lenticulaire a atteint, au contraire, son plus grand développement et montre distinctement ses trois noyaux superposés (12), enfin la couche optique (10) et l'avant-mur (14) apparaissent.

La portion blanche sous-jacente à la circonvolution frontale ascendante, doit être divisée en trois segments correspondant au tiers supérieur de cette circonvolution, et on peut donner aux trois faisceaux ainsi limités les noms de *faisceau frontal supérieur, frontal moyen et frontal inférieur*. Au-dessous du corps opto-strié se trouve le *faisceau sphénoïdal* qui occupe le centre du lobe du même nom.

La coupe pariétale, c'est-à-dire la coupe verticale et parallèle au sillon de Rolando coupant selon son grand axe la circonvolution pariétale ascendante est représentée dans la figure 5. Par son aspect général, elle ressemble beaucoup à la coupe frontale mais le noyau lenticulaire et l'avant-mur y sont moins développés. Le centre ovale y sera divisé d'après les mêmes principes que sur le plan de section formé par la coupe frontale, en *faisceau pariétal supérieur* (4), *faisceau pariétal moyen* (5), *faisceau pariétal inférieur* (6) et *faisceau sphénoïdal* (7).

La coupe pédiculo pariétale, pratiquée à trois centimètres environ en arrière du sillon de Rolando, au niveau du pied des lobules pariétaux, atteint la couche optique à son extrémité postérieure. Le noyau lenticulaire et l'avant-mur n'y sont plus représentés. Elle divise la couronne rayonnante dans la région dont les lésions destructives déterminent l'hémianesthésie. A la périphérie de cette coupe (fig. 6), on voit le plan de section des pieds des lobules pariétaux séparés par la scissure interpariétale. En prolongeant la direction de cette scissure on divise le centre ovale au-dessus des noyaux centraux en deux faisceaux que l'on peut, d'après leurs connexions avec les lobules pariétaux, appeler *faisceaux pédiculo pariétal supérieur* (4) et *pédiculo pariétal inférieur* (5). Dans la région inférieure, on aperçoit toujours les circonvolutions du lobe sphénoïdal et le *faisceau sphénoïdal.*

Bien que cette nomenclature paraisse au premier abord assez compliquée, je ne doute pas qu'elle puisse rendre quelques services, et faciliter la description exacte de la topographie des altérations du centre ovale. Du reste, les difficultés que présente son étude ne sont qu'apparentes : les dénominations qu'elle consacre sont tirées des rapports anatomiques des segments médullaires avec les parties correspondantes de l'écorce et sont très-faciles à retenir, et il n'est pas plus difficile de pratiquer méthodiquement des coupes parallèles au sillon de Rolando, que de faire au hasard des sections horizontales ou transversales des hémisphères cérébraux.

DEUXIÈME PARTIE

Lésions du centre ovale

CHAPITRE PREMIER

Lésions des faisceaux préfrontaux du centre ovale.

Les lésions destructives du centre ovale, limitées aux faisceaux préfrontaux, ne donnent lieu, pendant la vie, à aucun phénomène moteur permanent (1).

C'est là un phénomène qui n'a plus lieu de nous surprendre, maintenant que nous savons :

1° Que les lobes préfrontaux sont inexcitables ;

2° Que l'on peut enlever sur des singes la partie antérieure des deux hémisphères, sans priver l'animal ainsi mutilé, de la liberté de ses mouvements volontaires (2) ;

3° Que, chez l'homme, les lésions destructives de l'écorce

---

(1) Au dire de M. Bouillaud *(Traité de l'Encéphalite,* p. 274), Willis aurait observé que les membres ne devenaient point paralytiques par un épanchement situé à la partie antérieure de la tête. Malheureusement, M. Bouillaud ne dit pas dans quelle partie des œuvres de Willis se trouve exprimée cette observation, que j'ai vainement cherchée dans l'édition que j'ai eue entre les mains (Thomæ Willis, *Opera omnia.* Edit. Gerardi Blasii, Amsterdam, 1682. 2 vol. in-4°.)

(2) Ferrier. — *The Functions of the Brain.* Londres, 1876.

de la région préfrontale ne donnent lieu à aucun phénomène paralytique (1).

Dans les observations qui suivent les lésions étaient tout à fait limitées à la substance blanche de la région préfrontale ou tout au moins la substance grise n'était affectée que secondairement.

OBSERVATION I

FOYER HÉMORRHAGIQUE SIÉGEANT DANS LES FAISCEAUX PRÉFRONTAUX
DU CENTRE OVALE. — ABSENCE DE PARALYSIE.

Lefranc, âgée de 60 ans, est entrée à la Salpétrière le 20 mai 1854 pour une contracture permanente des deux membres inférieurs. Elle n'avait pas de paralysie des membres supérieurs. Le 19 juillet 1876, elle se fit apporter, par des personnes de sa famille, des fruits, des oignons, et en mangea une telle quantité qu'elle eut des vomissements répétés et mourut le 24 juillet, à 8 heures du matin. Quoique la malade ait été observée très-attentivement on ne constata pas la moindre trace de paralysie unilatérale de la face ou des membres supérieurs.

AUTOPSIE. On trouva diverses lésions des nerfs sciatiques, des racines antérieures et du renflement lombaire de la moelle, sur lesquelles il est inutile d'insister. Dans l'hémisphère droit, un peu en avant de la coupe préfrontale, au-dessous de la substance grise de l'extrémité antérieure de la deuxième circonvolution frontale, on trouva un foyer hémorrhagique du volume d'une noix, rempli de sang noir et ferme, et entouré d'une zone kystiforme de couleur ocreuse, large de 2 millimètres. La substance grise qui recouvrait ce foyer était le siége d'un piqueté hémorrhagique confluent qui lui donnait, à première vue, une apparence ecchymotique. A en juger par les caractères extérieurs du caillot, ce foyer datait vraisemblablement de 15 à 20 jours. Le reste de l'hémisphère droit et tout l'hémisphère gauche étaient sains. (Le siége occupé par la lésion est représenté planche II, *fig. 1, 4.*)

OBSERVATION II

FRACTURE DU FRONTAL PRODUITE PAR UN ÉCLAT DE MEULE. — ABCÈS
TARDIF DU LOBE FRONTAL. — MORT. — AUTOPSIE. (2).

R..., L..., âgé de 20 ans, fut frappé à la région frontale, le

---

(1) (Charcot. — Leç. sur les Loc., etc., et Charcot et Ritres. — Contribution à l'étude des localisations dans l'écorce des hémisphères du cerveau. (Rev. mens. de méd. et de chir., 1er janvier 1877).

(2) Albert Bergeron. — Bulletins de la Société anatomique de Paris, 1872, page 443.

3 juin 1872, par un éclat de meule qui lui fit, sur le milieu du front, une plaie de 8 centimètres de profondeur. Renversé par le choc, sans pourtant avoir perdu connaissance, il fut amené à l'hôpital des cliniques. A son entrée on constata un peu d'agitation, céphalalgie, dilatation de la pupille plus prononcée à gauche qu'à droite. Pouls lent (50).

Le 6 juillet, la plaie paraissait marcher vers la guérison; lorsque le malade se plaignit d'une violente céphalalgie occipitale, qui persista jusqu'à la mort. Le 4 août, frissons violents. Le 6, vomissements, constipation. *Pas de convulsions ni de contracture.* Le malade conservait son intelligence, il marchait sans hésitation, et parlait sans aucun embarras. Il n'avait ni troubles de la vue ni altération de l'ouïe, ni paralysie d'un des nerfs crâniens. Le 12 août, hébétude. Le 20, l'état général s'aggrave mais *« il n'y a ni hémiplégie, ni paraplégie, ni paralysie d'aucun nerf. »* Mort le 21 août.

Nous rapportons textuellement les détails de l'AUTOPSIE : « Plaie extérieure complétement cicatrisée. Les fragments enfoncés sont réunis au frontal par un cal ossifié. Dans deux points seulement, du reste très-limités, l'ossification n'est pas achevée. La dure-mère est intacte. Pas de pus dans la cavité arachnoïdienne. Au niveau de la base du crâne et en particulier dans les fosses sphénoïdales, la face interne de la dure-mère présente une coloration d'un jaune rougeâtre due vraisemblablement à un épanchement de sang formé au moment de l'accident et actuellement résorbé. L'arachnoïde et la pie-mère sont épaissies à la face supérieure des hémisphères cérébraux, principalement au niveau des lobes frontaux. Quand on cherche à enlever les membranes, on arrache avec elles une couche de matière cérébrale; il y a de la méningite diffuse.

Le lobe frontal droit est diminué, par suite de la compression qu'exerce sur lui le lobe frontal gauche tuméfié. Les circonvolutions de ce lobe gauche sont élargies, aplaties et comme effacées. La couche extérieure de substance grise est ramollie, elle se laisse entraîner par un filet d'eau. En grattant avec le dos d'un scalpel la matière cérébrale sur la périphérie de la corne frontale gauche, on met à nu la paroi d'un kyste parfaitement fluctuant. Une incision donne issue à 80 grammes d'un pus verdâtre, très-épais ; la paroi de l'abcès est formée par une membrane bien organisée. L'abcès a le volume d'une petite orange : il occupe le centre du lobe frontal gauche dont les circonvolutions ont été refoulées excentriquement. Le reste du cerveau est sain et les circonvolutions de l'insula sont intactes. On ne trouve rien dans les autres organes.

OBSERVATION III

LÉSION TRAUMATIQUE DU CRANE — MÉNINGO-ENCÉPHALITE TARDIVE.
ABCÈS DU LOBE ANTÉRIEUR DU CERVEAU (1) (*Résumé.*)

Un enfant de 10 ans est renversé par une voiture. Plaie contuse étendue sur le côté gauche du cuir chevelu : l'os était à nu et ne présentait pas de traces de fractures. Dix-huit jours après l'accident, la plaie paraissait être en bonne voie de guérison. Tout à coup, l'enfant fut pris de vomissements, de céphalalgie gauche persistante, d'insomnie. Les jours suivants il resta plongé dans un état de somnolence très prononcé, *sans présenter de troubles de la motilité ni de la sensibilité*. Il répondait avec lucidité aux questions qu'on lui adressait. Mort 10 jours après l'apparition de ces accidents.

AUTOPSIE. — On trouva un petit séquestre de la face interne de la bosse frontale gauche de la dimension d'une pièce de cinquante centimes, et, au niveau du séquestre, des traces de méningite localisée. La pie-mère ne s'enlevait qu'avec des débris de la substance corticale des circonvolutions. Le lobe frontal gauche était creusé par une collection purulente de la grosseur d'une noix. Rien dans les ventricules du cerveau. Un demi-litre de pus dans la plèvre droite.

OBSERVATION IV

ABCÈS DU LOBE ANTÉRIEUR DU CERVEAU. ABSENCE DE PARALYSIE (2).
(*Résumé*).

Un homme de 28 ans, maçon, reçoit dans une rixe, le 3 février 1843, un coup porté par un instrument acéré, sur la région frontale. L'instrument doit avoir pénétré de 4 centimètres environ dans la cavité du crâne.

Le blessé ne perd pas connaissance, et malgré un écoulement de sang assez considérable, il peut aller lui-même chez le commissaire de police faire sa déclaration. Revenu chez lui il garde le lit pendant deux jours, par prudence, car il n'éprouvait aucun symptôme alarmant, et reprend ses travaux pendant une semaine. Au bout de ce temps il s'évanouit subitement et alors commença une série de symptômes qui se termina par la mort : céphalalgie, frissons, fièvre, délire par intervalle, etc.

Le malade entre à l'hôpital, le 25 février. A son entrée, on cons-

---

(1) Hirtz.—*Bulletins de la Société anatomique de Paris*, 1874, p. 248.
(2) Chapotin de Saint-Laurent,—*Bulletins de la Société anatomique de Paris*, 1843, p. 157.

tate un léger strabisme convergent de l'œil droit, pupilles dilatées. Absence de paralysie du mouvement et de la sensibilité dans les membres. Pas de contracture. Le malade ne répond pas aux questions qu'on lui adresse et ne peut même pas tirer la langue de la bouche. — Les jours suivants l'intelligence revient un peu; réponses précises mais à voix basse. Pas de paralysie des membres.

Autopsie. — Sur le frontal, à cinq centimètres de la ligne d'insertion antérieure du muscle temporal et à deux centimètres de sa réunion avec le pariétal gauche, on voit un trou par lequel a pénétré l'instrument. A ce niveau, la dure-mère et l'arachnoïde ont été perforées. « Enfin, on pénètre dans le lobe antérieur gauche du cerveau, par un orifice situé sur sa face externe et à près de trois centimètres en avant de la scissure de Sylvius. Cet orifice conduit à une cavité produite aux dépens de la substance même, dans un abcès en un mot, dont le plus grand diamètre, dirigé d'avant en arrière, peut avoir cinq centimètres au plus et dont les parois sont formées de l'intérieur à l'extérieur par une couche de pus assez épaisse et très-visqueuse, par une membrane résistante, visible à l'œil nu et que l'on peut soulever sans la rompre, enfin en dehors, par la substance cérébrale dont l'épaisseur, diminuant à mesure qu'on se rapproche de l'orifice de communication antérieur, atteint définitivement en ce point 0,001. La substance cérébrale attenant immédiatement aux limites de l'abcès n'offre, en fait d'altération, qu'une teinte légèrement rosée avec une diminution très-médiocre de consistance dans la portion qui touche à la membrane pyogénique. Le fond de l'abcès est séparé de l'extrémité antérieure du ventricule latéral gauche par une épaisseur de deux centimètres environ de substance cérébrale. Les méninges, ainsi que la pulpe cérébrale elle-même, n'offrent dans le reste du lobe gauche comme dans le droit rien de particulier. Les autres organes n'offraient aucune altération. »

OBSERVATION V

FRACTURE DU CRANE. ABCÈS DU LOBE ANTÉRIEUR DU CERVEAU (1) (*Résumé*).

Thomas P..., âgé de 20 ans, poussait un wagon de chemin de fer quand il fut atteint à la tête par un autre wagon en mouvement. On l'apporte aussitôt à l'hôpital. Il a toute sa connaissance et raconte les détails de l'accident. Fracture avec enfoncement du frontal droit.

---

(1) Frédéric-Georges Reed. — *Fracture of the skull with depression of part of the frontal bone. Death and post-mortem examination; abscess in the Brain. Remarks, (The Lancet*, 1848, t. II, p. 173.)

La dure-mère est lésée et l'on sent les battements du cerveau. Hémorrhagie assez abondante. Pouls 70. Pupilles dilatées; — Le malade se meut librement dans le lit et répond bien aux questions qu'on lui pose.

Le lendemain, **13 novembre**. — Pupilles normales, sensibles à la lumière, pas de céphalalgie. Le malade se meut bien dans le lit. — Le 27 novembre, il paraît être en bonne voie de guérison : la plaie suppure normalement, il veut se lever et marcher. — Le 22 décembre, 40 jours après l'accident, surviennent des nausées, de l'anxiété, des frissons répétés. Pas de paralysie. — Mort le 10 janvier.

AUTOPSIE. — Méninges saines, excepté au niveau de la blessure où se trouve une grande quantité de lymphe agglutinée à la plaie de la dure-mère et aux fragments d'os enfoncés à ce niveau. Le cerveau paraît ne pas avoir été déchiré : il est fluctuant. Dans le lobe antérieur droit existe un abcès nettement circonscrit contenant 3 à 4 onces de pus très-fétide, et entouré par une paroi kystique très-ferme. « *Cet abcès occupe tout le lobe antérieur droit du cerveau, il atteint presque le ventricule latéral : sa base est au niveau du corps calleux;* » Léger ramollissement du reste du cerveau, — Pas d'épanchement anormal dans les ventricules latéraux.

Il existe cependant, dans la science, un très-grand nombre d'observations de lésions des *lobes antérieurs* du cerveau, accompagnées de phénomènes paralytiques permanents ou de convulsions épileptiformes. Mais les observations de ce genre doivent être soumises à une critique sévère. Tout d'abord le mot de lobe antérieur ne correspond à aucune limite précise. Les uns entendent par là toute la partie du cerveau située en avant de la scissure pré-centrale d'Ecker, d'autres en placent la limite postérieure au niveau du sillon de Rolando. M. Bouillaud appelle partie antérieure ou frontale du cerveau « le tiers au moins ou la moitié au plus de toute l'étendue des lobes cérébraux (1) ».

Il est tout naturel qu'en donnant une si grande extension au lobe antérieur, on observe fréquemment des phénomènes paralytiques en rapport avec certaines de ses lésions, Aussi, convient-il, à l'avenir, de rejeter ce mot trop vague de

(1) Bouillaud. — *Journal de Physiologie de Magendie,* 1830, p. 65.

lobe antérieur et de donner à la région frontale antérieure une délimitation précise, celle, par exemple, qui est fixée par la coupe préfrontale.

Une autre cause d'erreur provient des phénomènes de compression que peuvent exercer sur les régions voisines, des lésions, situées elles-mêmes dans les régions préfrontales. Il n'est pas douteux, aujourd'hui, que la compression des circonvolutions puisse produire la suppression des fonctions des circonvolutions comprimées. On a eu, dans maintes circonstances, l'occasion de l'observer. S. Cooper pratique la trépanation sur un blessé de Waterloo qui était paralytique et plongé dans le coma. Aussitôt que le chirurgien a relevé les esquilles le malade s'assied, parle, se lève et s'habille : il guérit très-bien (1).

Une jeune fille, âgée de 17 ans, et qui avait fait une chute plusieurs années auparavant, vint à la Charité pour s'y faire traiter d'une fistule qu'elle portait, depuis sa blessure, au pariétal gauche. Quand cette fistule venait à se fermer, la malade tombait dans le coma et tous les accidents de la compression. Dès que la plaie se rouvrait, au contraire, on voyait les symptômes se dissiper comme par enchantement.

« On apporta un jour à l'hôpital Saint-Louis, un homme qui, pour se suicider, venait de se tirer un coup de pistolet à bout portant sur le front. L'os frontal était complètement enlevé. Les lobes antérieurs du cerveau étaient à nu, mais n'étaient pas entamés. L'intelligence était intacte ainsi que la parole. Ce malheureux survécut pendant plusieurs heures et l'on fit sur lui l'expérience suivante. Pendant qu'on le faisait parler on appliquait sur les lobes antérieurs le plat d'une large spatule : on comprimait légèrement et la parole était tout à coup suspendue. Le mot commencé était coupé en deux. La parole reparaissait dès qu'on cessait la compression » (2).

----

(1) *Dictionnaire de chirurgie*, t. II, p. 519, cité par Velpeau, dans sa thèse de concours *sur le trépan*. Paris, 1834, p. 92. L'observation suivante est rapportée par le même auteur.

(2) Auburtin. — *Considérations sur les localisations cérébrales et en particulier sur le siége de la faculté du langage articulé.* (*Gazette Hebdomadaire*, 1863, p. 351).

On comprend très-bien qu'un abcès, une tumeur de la région préfrontale puissent exercer, sur les parties voisines, une compression suffisante pour troubler ou supprimer leurs fonctions. Du reste, dans quelques observations où des lésions des lobes préfrontaux avaient amené, pendant la vie, des phénomènes paralytiques, on a constaté à l'autopsie un aplatissement des circonvolutions de la zone motrice ou un refoulement du sillon de Rolando. En voici deux exemples très-nets :

OBSERVATION VI

CANCER DU LOBE FRONTAL SUIVI D'ÉPILEPSIE UNILATÉRALE ET D'HÉMI-PLÉGIE TEMPORAIRE. — COMPRESSION DES CIRCONVOLUTIONS VOI-SINES (1).

R. A., âgé de 29 ans, entre à l'hôpital le 16 octobre 1873. Depuis quelques mois il a eu plusieurs attaques épileptiformes : la première a eu lieu en mai ou juin, la deuxième à la fin de septembre et depuis cette époque elles se sont renouvelées fréquemment, en même temps que le côté gauche du corps (face et membre) devenait plus faible que le droit. Articulation des mots imparfaite. L'attaque débutait par une sensation toute particulière dans la langue : le côté gauche de la face et des gencives était tendu, l'angle de la bouche était fortement tiré vers la gauche et la tête était tournée dans la même direction. Puis, survenaient des secousses dans le côté gauche de la face et l'orbiculaire des paupières. Plusieurs fois les secousses se sont étendues jusqu'au membre supérieur gauche ; une fois ou deux seulement elles ont atteint le membre inférieur du même côté. La perte de connaissance n'est pas complète. Le malade entend ce qu'on dit, mais il ne peut parler. Jamais de vomissements. Céphalalgie légère. Deux jours après son entrée à l'hôpital le malade recouvre l'usage de son bras gauche qui était parésié et les attaques disparaissent jusqu'au 20 février 1874. A ce moment les attaques et la parésie reparaissent, puis, après 3 ou 4 jours on voit encore la parésie disparaître. Le malade présente des symptômes de cancer intrathoracique et meurt le 15 avril.

AUTOPSIE. — On découvre une tumeur cancéreuse de près de deux pouces de long dans la substance blanche du lobe antérieur droit n'atteignant pas le ventricule : corps opto-strié sain. Elle vient affleurer la surface des circonvolutions au niveau des circonvolutions frontales. Dans le voisinage, les circonvolutions sont com-

---

(1) Russel. — *Médical Times and Gazette,* 1874, T. I, p. 530.

primées ; les membranes et les autres parties du cerveau sont saines.

OBSERVATION VII

TUMEUR CÉRÉBRALE (*Sarcome névroglique de la première et de la deuxième circonvolution frontale gauche.*) HÉMIPLÉGIE INCOMPLÈTE (1). (*Résumé*).

Une femme de 47 ans, ressentit un an avant son entrée à l'hôpital, une parésie subite des membres du côté droit qui se dissipa rapidement. Un an plus tard, elle traversait avec une de ses amies le boulevard Saint-Michel, quand tout à coup elle s'affaissa sur elle-même et tomba. Admise aussitôt à l'hôpital on constata une diminution de la motilité des membres, surtout du côté droit : les traits et la langue ne sont pas déviés. Pas de strabisme, articulation des mots lente et difficile, mort 3 mois après.

AUTOPSIE. — On trouve une tumeur de 6 centimètres de long sur 4 de large, ovoïde, adhérente à la dure-mère, résistante, de couleur grise opaque, intéressant la partie antérieure de la première et de la deuxième circonvolution frontale (la troisième est intacte) gauche et envoyant un prolongement lobulé qui se loge dans la première circonvolution frontale droite.

Les circonvolutions du lobe occipital gauche sont aplaties contre la dure-mère à cause de l'augmentation de volume du lobe frontal. *Le sillon de Rolando du côté malade, est repoussé en arrière de celui du côté sain.*

Enfin, il faut encore tenir compte de la possibilité de phénomènes d'irritation du voisinage. Dans un bon nombre de cas de lésions des régions préfrontales on observe tout à coup, à la fin de la maladie, des accidents convulsifs qui paraissent être bien évidemment le résultat d'une irritation exercée par la lésion en se rapprochant de la zone motrice voisine ou de la production d'une altération récente, et non pas la conséquence directe de la destruction antérieure et ancienne du lobe préfrontal. Voici deux observations de ce genre. On en trouvera plusieurs autres semblables parmi les faits que j'ai réunis à la fin de ce travail.

(1) E. Martin.— *Bulletins de la Société anatomique,* 22 mai 1874.

OBSERVATION VIII

ABCÈS ENKYSTÉ DU LOBE ANTÉRIEUR GAUCHE DU CERVEAU. — NÉCROSE DU FRONTAL. — HÉMORRHAGIE INTRA-ARACHNOÏDIENNE (1). (*Résumé.*)

Homme, 32 ans, chute sur le côté gauche du front, suivie de perte de connaissance. Il n'y avait pas de plaie des téguments, mais il y avait un gonflement considérable de régions frontales et orbitaire gauches. Sept mois après, il put reprendre son travail, mais, à cette époque, la région orbitaire gauche qui était restée tuméfiée, s'abcéda et depuis lors, des abcès continuèrent à s'ouvrir à ce niveau toutes les 2 ou 3 semaines. Plus tard, l'intelligence s'affaiblit, et ce symptôme, joint à une céphalalgie persistante, engagea le malade à entrer à l'hôpital, le 6 novembre 1856.

À son entrée, on le trouve dans l'état suivant : assoupissement; il n'a pas l'air de comprendre ce qu'on lui dit : sensibilité conservée.

Quelques jours après, une amélioration notable se produit : la mémoire revient, la parole est nette, les membres ont repris leur force.

Le 25 novembre, le malade s'enivre, mais au milieu de son ivresse, à 10 heures du soir, il est pris de vomissements, d'un violent mal de tête et de convulsions épileptiformes, plus fortes du côté gauche, accompagnées de cyanose de la face et des extrémités, d'écume à la bouche, le tout alternant avec une contracture générale. Le lendemain matin, il est dans le coma; résolution complète des muscles, respiration stertoreuse; mort à 10 heures du matin.

Autopsie. — On trouve un caillot mou, noirâtre, étalé sur les circonvolutions de la face supérieure de l'hémisphère droit du cerveau. Au-dessous de lui, la pulpe cérébrale, quoique comprimée, est saine et se sépare aisément de la pie-mère, saine aussi. L'hémisphère droit est normal. — A gauche, les lobes postérieur et moyen sont sains. Le lobe antérieur est presque tout entier remplacé par une tumeur enkystée, enveloppée de toutes parts, sauf en avant, par de la substance cérébrale ramollie. Cette tumeur a le volume et la forme d'un gros œuf de poule. Par son extrémité antérieure, elle adhère à la dure-mère qui est perforée et repose au niveau du point de jonction des portions verticale et horizontale du coronal, sur une portion d'os nécrosée, de telle

---

(1) Binet, de Genève. — *Société médicale d'observation*, 1857 et *Bulletins de la Société anatomique*, 1857. Page 14.— Cité par Bauchet : *Des lésions traumatiques de l'encéphale*, thèse d'agrég. Paris, 1860, p. 156.

sorte que la cavité du kyste purulent communique avec la cavité de l'orbite. En arrière, il répond à l'extrémité antérieure de la corne frontale du ventricule latéral qu'il n'a pas déformé, et dans lequel il ne fait pas saillie. La cavité du kyste renferme environ 50 grammes de pus bien lié, crémeux, non fétide. Ses parois sont formées par une membrane homogène résistante, de 3 à 4 millimètres d'épaisseur.

OBSERVATION IX

CORPS ÉTRANGER DU CERVEAU. — DESTRUCTION DU LOBE ANTÉRIEUR DROIT. — ABSENCE DE PHÉNOMÈNES PARALYTIQUES (1).

Un militaire reçut au front un coup de feu à la suite duquel il conserva une fistule qui se ferma et s'ouvrit plusieurs fois ; 18 mois après, il devint triste, la tête constamment douloureuse, la peau du crâne extrêmement sensible. Tout-à-coup, il est pris d'un violent accès d'épilepsie et meurt subitement.

A l'ouverture du cadavre, on trouva le lobe antérieur droit presque entièrement converti en pus ; au milieu du foyer, une balle aplatie sur un côté, déchirée sur son bord, pesant environ 7 grammes, entourée d'une sorte de bourse membraneuse, ayant un pédicule d'un pouce de longueur qui adhérait intimement à la méninge, à l'endroit de la fistule.

Les observations LXV, LXVII, LXIX, LXXI, LXXVIII et XC présentent avec les deux précédentes quelques analogies.

En résumé, les lésions destructives des faisceaux préfrontaux du centre ovale, ne déterminent pas de paralysie permanente ni de convulsions. Elles peuvent cependant, soit en comprimant les circonvolutions voisines, soit en les irritant, devenir la cause indirecte de phénomènes moteurs qui dépendent alors, non pas de la destruction des faisceaux préfrontaux, mais de l'action mécanique ou irritative exercée secondairement par la lésion sur la zone motrice voisine.

---

(1) Cité par Garland. — *Dissertation sur les morts subites et imprévues.* Th. doct. Paris, 1832. N° 138, page 8.

CHAPITRE II

Lésions des faisceaux occipitaux du centre ovale.

Nous ne connaissons guère mieux les fonctions de la région occipitale du cerveau que celles de la région préfrontale. M. Ferrier (1) a reconnu que chez les singes l'excitation électrique des lobes occipitaux ne produisait aucun résultat. Leur ablation expérimentale ne détermine pas de paralysie. Cinq fois M. Ferrier a enlevé les lobes occipitaux en masse; à la suite de cette mutilation les animaux conservent la sensibilité et la motilité volontaire; la soif persiste, mais l'appétit disparaît, et la mort survient au bout d'un petit nombre de jours. Un seul singe a survécu à cette opération. Après cinq jours d'abstinence volontaire, il s'est remis à manger et a guéri. M. Ferrier croit que l'intégrité des lobes occipitaux est en rapport avec la conservation de l'appétit et plus généralement des sensations viscérales. C'est là une hypothèse qui mériterait d'être soumise à l'épreuve de recherches nouvelles.

Chez l'homme, les lésions corticales des lobes occipitaux ne donnent lieu à aucune paralysie motrice (Charcot et Pitres). Chez certains malades, à l'autopsie desquels on a trouvé des ramollissements corticaux du lobe occipital, M. Charcot a noté l'existence de démangeaisons cutanées, de fourmillements, etc. Jamais ces lésions ne donnent lieu à de l'anesthésie vraie.

Les lésions limitées des faisceaux occipitaux du centre ovale, ne paraissent pas avoir une symptomatologie plus nette que celles des faisceaux préfrontaux. Tout ce qu'on peut dire pour le moment avec quelque certitude, c'est qu'elles ne dé-

---

(1) Ferrier. — *The functions of the Brain.* Londres, 1876, p. 192.

terminent pas de paralysies appréciables, ainsi que le démontrent les observations suivantes :

OBSERVATION X

ABCÈS DU LOBE OCCIPITAL. — PAS D'HÉMIPLÉGIE (1).

« M. Arvisenet de Gy, docteur en médecine, restant à Paris pour s'y former dans la pratique, voulut prendre un livre placé sur un rayon élevé. La chaise sur laquelle il était monté étant mal assurée, le pied lui manqua et comme il voulait se retenir après le rayon, il le tira à lui et en même temps un grand nombre de livres lui tombèrent pêle-mêle sur la tête et sur le corps. Il fut étourdi pendant un instant, après quoi il se releva cependant sans être aidé et remit chaque livre à sa place. Depuis cet acci-dent, il n'eut plus beaucoup d'appétit, mais il fit du reste toutes ses fonctions et il ne lui resta qu'une pesanteur de tête qu'il né-gligea. Deux mois après, il leva aux parties casuelles la charge de médecin royal du bailliage de Gy. Il venait de s'y établir lors-qu'il fut surpris dans la route d'une douleur de tête insuppor-table. Arrivé à Gy, la douleur de tête continuant, de l'assoupis-sement survint, on m'appela : je fis saigner jusqu'à sept fois, tant au bras qu'au pied et à la jugulaire, sans succès : la mémoire, la raison et les sens s'affaiblirent insensiblement et enfin s'éteigni-rent entièrement sans que le malade eût le moindre mouvement de fièvre. Son pouls était même, au contraire, d'une lenteur sur-prenante. Enfin, après plusieurs mouvements convulsifs, il mourut. J'ouvris la tête et je trouvai un abcès de la rondeur et de la grosseur d'une boule de billard, rempli d'une matière rougeâ-tre et verdâtre, sans odeur, situé à la partie postérieure et infé-rieure du cerveau. »

OBSERVATION XI

ABCÈS DU CERVEAU DANS LE LOBE POSTÉRIEUR GAUCHE (2).
(*Résume.*)

Sergent de ville, 23 ans. Symptômes obscurs, considérés comme tenant à une hydrocéphalie chronique : affaiblissement intellec-tuel ; perte de la mémoire ; *pas de paralysie*. Il y eut trois atta-

---

(1) Athalin. — *Lettre à un médecin de province*, p. 34. — Cité par Velpeau in thèse pour une chaire de clinique chirurgicale. Paris, 1834.
(2) Gull. — *On abscess of the Brain*, case XIV. (*Guy's Hosp. Rep* 1857. p. 305.)

ques de perte incomplète de connaissance, mais il n'est pas
question de convulsions. Céphalalgie, vomissements.

AUTOPSIE. — Os du crâne et méninges sains. Abcès dans la
substance blanche du lobe postérieur de l'hémisphère gauche,
n'atteignant pas la couche optique, à parois épaisses, vascularisées,
énucléable, contenant deux onces de pus. L'abcès s'était ouvert
dans la corne postérieure du ventricule latéral. La surface du
corps opto-strié était d'une coloration sombre, mais il n'y avait
pas d'exsudat inflammatoire.

OBSERVATION XII

ACÉPHALOCYSTE DE CERVEAU ; MANIE AVEC DÉLIRE DES GRANDEURS,
ETC. (1). (*Résumé.*)

La nommée R.., 38 ans, d'un caractère bizarre, difficile, est
prise tout-à-coup de délire aigu, avec tendances ambitieuses :
elle se croit reine des cieux, vante sa beauté, son esprit, ses ta-
lents ; elle possède des millions, etc. Inégalité pupillaire. Pas
d'embarras de la parole. Quelques jours avant la mort, agitation
très-vive et comme semi-convulsive.

Il n'est pas question d'hémiplégie (2). A l'autopsie, on trouve
au milieu du lobe postérieur de l'hémisphère droit une vésicule
d'un pouce de long et de quatre lignes de large environ à sa partie moyenne enchâssée dans la substance blanche. Hémisphère
gauche sain.

OBSERVATION XIII

ABCÈS DU LOBE OCCIPITAL DROIT. ABSENCE D'HÉMIPLÉGIE (3).
(*Résumé.*)

La nommée M... Louise, âgée de 18 ans, est entrée à l'hôpital
le 7 août 1869, pour des ulcérations de la vulve suivies de plaques muqueuses et de syphilides papuleuses. Elle resta en traitement jusqu'à la fin de février 1870. Le 25 mars suivant, elle fut
prise de vomissements répétés et de maux de tête violents, siégeant surtout au front et à la région pariétale droite. La céphalalgie n'était pas continue, mais présentait des exacerbations et

<hr>

(1) Baillarger. — *Gazette des hôpitaux*, 15 janvier 1861, p. 21.
(2) Dans les réflexions qui suivent l'observation, M. Baillarger dit :
« La femme R. n'avait aucun embarras de la prononciation ni aucune
faiblesse dans les membres. »
(3) Rodocanat. — *Bulletins de la Société anatomique*, 1870, p. 289.

des rémissions qui se succédaient à quelques minutes d'intervalle.

Dans la nuit du 2 avril on constata un peu de loquacité. Pas d'autres symptômes de lésion encéphalique.

Le 10 avril, vers quatre heures et demie du soir, la malade fut prise subitement d'une dyspnée qui prit tout-à-coup une intensité formidable, cyanose, refroidissement général, état comateux et mort demi-heure après le début des accidents dyspnéiques.

Autopsie. — Vaisseaux de la pie-mère gorgés de sang. — Etat poisseux des méninges. — Pas d'exsudation ni de sérosité louche dans le tissu cellulaire sous-arachnoïdien. Rien dans les sinus veineux. Pas d'altérations des os du crâne. — A la partie latérale externe de la corne occipitale de l'hémisphère droit, existe un abcès central, à parois anfractueuses.

Immédiatement au-dessus de ce premier foyer, on en trouve un second, se présentant, sous l'apparence d'une tumeur enkystée, de la grosseur d'une pomme d'api contenant du pus filant, crémeux, épais, verdâtre, exhalant une odeur gangréneuse caractéristique.

Je pourrais rappeler ici les causes d'erreurs que j'ai déjà signalées dans le chapitre précédent. Il est certain qu'on a publié des observations de lésions du lobe occipital accompagnées de paralysies permanentes, mais dans ces cas les limites des altérations ne sont pas indiquées avec une précision suffisante, ou bien il est dit que les circonvolutions motrices voisines étaient comprimées. Quand les lésions du centre ovale sont limitées aux faisceaux occipitaux, elles ne provoquent jamais, par elles-mêmes, ni paralysies, ni convulsions.

CHAPITRE III

Lésions des faisceaux sphénoïdaux du centre ovale.

M. Ferrier a fait, dans ces dernières années, sur les fonctions de l'écorce des lobes sphénoïdaux, une série d'expériences qui l'ont conduit à placer dans cette région les centres de perception consciente de certaines impressions sensitives (1). D'après cet habile physiologiste le centre des perceptions auditives se trouverait dans la circonvolution temporo-sphénoïdale supérieure, le centre des perceptions tactiles dans la région de l'hippocampe, et le centre des perceptions gustatives et olfactives à la partie inférieure du lobe sphénoïdal (2).

Ces conclusions sont fondées sur deux ordres d'expériences dont les unes consistent à exciter les prétendus centres sensitifs, et les autres à détruire les portions de l'écorce qui sont censées les renfermer. Dans le premier cas on provoque des réactions motrices combinées, semblables à celles que produit une perception sensitive violente ; dans le second la perception est abolie. Prenons un exemple. L'excitation électrique de la circonvolution temporo-sphénoïdale supérieure (centre des perceptions auditives) provoque, chez le singe, un mouvement brusque de l'oreille du côté opposé : les yeux s'ouvrent grandement : les pupilles se dilatent : la tête et les yeux se dirigent du côté opposé à celui où a eu lieu l'excitation. Or, ce sont là les réactions motrices réflexes, que provoque une violente sensation auditive, transmise par l'oreille du côté opposé à l'hémisphère cérébral excité, et M. Ferrier suppose que l'excitation électrique du centre perceptif a produit une sen-

----

(1) Ferrier. — *The functions of the Brain*, p. 171 et suivantes.
(2) Le centre des impressions visuelles serait situé plus haut, dans le lobe pariétal, au niveau du pli courbe.

sation auditive subjective, une sorte d'hallucination de l'ouïe, suivie de la série des reflexes que commande ce genre de perception.

D'autre part, la destruction isolée de la substance grise de la circonvolution temporo-sphénoïdale supérieure d'un côté est suivie d'une surdité temporaire de l'oreille du côté opposé (1). La détermination des autres centres perceptifs est fondée sur des expériences analogues.

L'observation clinique n'a pas confirmé, jusqu'à présent, les découvertes de M. Ferrier relativement à la dissociation des centres perceptifs.

Il y a même dans l'histoire de l'hémianesthésie d'origine cérébrale, observée chez l'homme, un fait qui paraît en désaccord avec l'hypothèse des centres perceptifs corticaux physiologiquement distincts.

Nous savons, en effet, que la destruction du faisceau postérieur de la capsule interne détermine une hemi-anesthésie complète et permanente du côté opposé du corps. Or, si ces fibres se rendaient dans des centres isolés, physiologiquement et anatomiquement distincts, la destruction des centres eux-mêmes où celles des fibres sous jacentes dans leur trajet entre l'écorce et la capsule interne, devrait nécessairement aussi donner lieu à une abolition permanente de la sensibilité. Mais, jusqu'à présent, on ne connaît qu'une seule région du cerveau dont la destruction détermine l'anesthésie, c'est la partie postérieure de la capsule interne.

Les lésions destructives limitées de l'écorce des lobes sphénoïdal et occipital, celles des faisceaux sphénoïdaux et occipitaux ne donnent pas lieu à de l'anesthésie permanente. Il semble donc résulter de ces observations, que chez l'homme, les fibres sensitives, réunies comme dans un carrefour au niveau du tiers postérieur de la capsule interne, se séparent à partir de ce point, divergent dans des directions différentes, et qu'au lieu d'aller se terminer comme les fibres motrices dans des territoires corticaux physiologiquement distincts, elles se distribuent indifféremment dans toute l'étendue de la substance grise des circonvolutions sphéno-occipitales.

____

(1) Si la lésion est bilatérale, la surdité est complète et permanente.

Je devais signaler cette apparente contradiction entre les résultats de l'observation clinique et ceux de l'expérimentation physiologique ; mais j'ai hâte d'ajouter que de nouvelles observations sont nécessaires pour juger définitivement cette question délicate. Il se pourrait très-bien qu'une étude plus attentive révélât, dans les cas de lésions des lobes sphéno-occipitaux, des troubles sensitifs qui ont échappé jusqu'à présent à l'attention des cliniciens.

Si l'on n'est pas encore fixé sur le rôle des lobes sphénoïdaux dans la perception des impressions sensitives, on sait, en revanche, d'une façon positive, qu'ils ne servent pas à la production des mouvements volontaires (Charcot et Pitres). Les observations qui suivent, et celles qui sont réunies dans la troisième partie de ce travail, démontrent, en particulier, que les lésions isolées des faisceaux sphénoïdaux ne donnent lieu à aucun phénomène moteur.

OBSERVATION XIV

**HÉMORRHAGIE CÉRÉBRALE, DESTRUCTION DES FAISCEAUX SPHÉNOÏDAUX,
ABSENCE D'HÉMIPLÉGIE.**

Chancelet, entrée à la Salpêtrière (service de M. CHARCOT), section des épileptiques, le 4 mai 1843 ; morte le 25 septembre 1876, à l'âge de 64 ans. Cette femme, d'ailleurs assez bien portante, avait en moyenne un accès tous les quinze jours. Elle était occupée aux ateliers où elle rendait quelques services. Le 25 septembre 1876, à 1 heure de l'après-midi, on la trouva étendue le long d'un mur avec une respiration stertoreuse.

Perte presque complète de connaissance. Si on l'appelle vivement par son nom, elle répond par un grognement sourd. Les membres des deux côtés ont également conservé leur tonicité ; si on les pince, la malade les retire. Point de contracture. Si on ramène les couvertures de la malade sur sa poitrine, elle les repousse avec les deux mains, et place spontanément ses deux membres supérieurs hors du lit.

Pas de rotation de la tête ni de déviation des yeux. — Pouls lent, 50 pulsations par minute. — La pupille gauche est plus large que la droite. — Mort à cinq heures du soir.

AUTOPSIE. — Diploé des os du crâne très-congestionné. — Vaisseaux des méninges gorgés de sang, l'hémisphère gauche pèse 565 grammes, le droit 515 gr. — Les circonvolutions du lobe sphénoïdal du côté gauche sont distendues et l'on sent au-dessous d'elles une masse fluctuante.

Sur les coupes on trouve un foyer hémorrhagique récent, plein de sang humide incomplétement coagulé, occupant toute la substance blanche du lobe sphénoïdal. (PLANCHE II, *fig.* 6), jusqu'à l'extrémité supérieure de l'avant mur. Le corps strié et la couche optique sont sains. Rien d'anormal dans l'hémisphère droit.

OBSERVATION XV

ANCIENNE HÉMIPLÉGIE GAUCHE PERMANENTE AVEC CONTRACTURE SECONDAIRE. SECONDE ATTAQUE D'APOPLEXIE SANS HÉMIPLÉGIE. COMA. MORT. FOYER OCREUX AU NIVEAU DE LA CAPSULE EXTERNE ET DE L'AVANT-MUR DU COTÉ DROIT : FOYER RÉCENT DANS LES FAISCEAUX SPHÉNOIDAUX DU COTÉ GAUCHE.

Fanfourneau, âgée de 53 ans, est entrée à la Salpétrière (service de M. CHARCOT) pour une hémiplégie gauche avec contracture secondaire des membres paralysés.

Cette hémiplégie est survenue brusquement dans le courant du mois de février 1872. Pas d'aphasie. Sensibilité conservée. Malgré la rigidité des membres du côté gauche, la malade se levait tous les jours et marchait un peu en se soutenant avec une chaise.

Le 23 février 1876, on la leva comme à l'ordinaire. A deux heures de l'après-midi elle était assise devant le poêle de la salle et causait avec d'autres malades, quand tout-à-coup elle s'affaissa sur sa chaise. On lui demanda ce qu'elle avait, mais elle ne put répondre, bien qu'elle parût comprendre les questions qu'on lui posait. On la porta alors dans son lit.

A deux heures et demie, je la trouve dans l'état suivant : elle est dans le décubitus dorsal, les yeux ouverts, sans déviation conjuguée. Elle paraît comprendre un peu ce qui se fait autour d'elle : si l'on ouvre la porte de la salle voisine de son lit, elle regarde les personnes qui entrent. Si on lui demande son nom, elle répond par un grognement inintelligible : si on lui demande si elle souffre, elle fait un signe de tête négatif. Les membres du côté droit ne sont pas paralysés, leur tonicité est normale. Pas de contracture. La malade peut porter volontairement la main droite à la hauteur de sa tête. La rigidité des membres du côté gauche persiste comme avant l'attaque. T. R. 38°, 2.

A cinq heures du soir. Perte complète de connaissance. La face et les yeux sont dirigés vers le côté gauche. Tonicité normale dans les membres du côté droit. — Si on pince ces membres, la malade les retire vivement en exécutant un mouvement assez étendu. — Elle ne fume pas la pipe ; sa respiration est calme, régulière comme celle d'une personne qui dort profondément. De temps en temps elle remue spontanément le membre supérieur droit. Pas de convulsions ni de grimaces. T. R. 38°; P. 116.

24 *février*, même état. On a constaté à plusieurs reprises des mouvements spontanés du membre supérieur droit. La rotation de la tête vers le côté gauche et la déviation conjuguée des yeux persistent. — Mort le 25.

Autopsie. — Les artères de la base de l'encéphale sont très-peu athéromateuses. — Les méninges sont saines et se séparent facilement de la substance cérébrale sous-jacente. A la partie moyenne du pédoncule cérébral du côté droit on distingue une bande grise de dégénération secondaire qui se prolonge sur la pyramide antérieure droite et dans le cordon latéral gauche de la moelle épinière.

Dans l'*hémisphère cérébral droit* existe un foyer ocreux situé en dehors du noyau lenticulaire et occupant la place de l'avant-mur. A sa partie supérieure, ce foyer contourne le bord supérieur du noyau lenticulaire, coupe la capsule interne et le noyau caudé et vient effleurer l'épendyme ventriculaire au-dessous du tiers antérieur de la couche optique.

Hémisphère gauche. — Au-dessous de l'extrémité antérieure des circonvolutions sphénoïdales, entre la substance grise de ces circonvolutions et le corps optostrié, existe un foyer hémorrhagique récent du volume d'une noix. Ce foyer est situé dans le centre médullaire des circonvolutions sphénoïdales. Son extrémité supérieure effilée, atteint l'extrémité inférieure de l'avant-mur. Le noyau lenticulaire placé immédiatement au-dessus du foyer ne présente aucune altération appréciable. — Rien à noter dans les autres organes.

OBSERVATION XVI

ABCÈS DU CERVEAU CONSÉCUTIF A UNE OTITE INTERNE (1).

Une femme de 30 ans environ, se présente à la consultation se plaignant de douleurs dans l'oreille droite. Ces douleurs ont commencé il y a huit ou dix jours, puis est survenu un écoulement purulent assez abondant par le conduit auditif externe.

La malade entra à la salle Sainte-Jeanne, dans le service de M. Verneuil. Elle était venue à pied à l'hôpital; l'intégrité de tous les mouvements était conservée; elle répondait nettement aux questions qu'on lui adressait; en un mot, rien ne pouvait faire supposer autre chose qu'une simple otite. Elle parut s'affaiblir

---

(1) Humbert. — *Bulletins de la Société anatomique,* 1870, p. 367.

dans la journée et le soir on remarqua un peu d'hébétude sans qu'il y eût aucun dérangement, à proprement parler, des facultés intellectuelles. *Du côté des membres ou de la face, il n'y avait ni contracture ni paralysie.* La même nuit on la trouva morte dans son lit, sans qu'elle ait appelé l'attention au moment de sa mort par des cris, du délire ou des convulsions.

Autopsie pratiquée le lendemain. — Les *méninges* incisées et rabattues de chaque côté, on constata, en renversant le cerveau d'avant en arrière, la présence d'un foyer purulent occupant la face antérieure et inférieure du lobe sphénoïdal du côté droit. Le foyer creusé dans l'épaisseur de la substance cérébrale avait une paroi inférieure si mince, qu'elle se déchira quand on enleva le cerveau et laissa échapper environ deux cuillerées d'un pus épais et extrêmement fétide. Les autres parties de l'encéphale étaient saines ; il en était de même des méninges ; la dure-mère qui tapisse la fosse sphéno-temporale, était parfaitement intacte.

OBSERVATION XVII

FRACTURE DU CRÂNE AVEC ÉPANCHEMENT SANGUIN CONSIDÉRABLE
DANS LE CERVEAU, SANS PARALYSIE (1). *(Résumé.)*

Le nommé Hyacinthe Félix, âgé de 19 ans, se querelle avec un autre ouvrier et, pendant la rixe, tombe sur un meuble et de là sur le sol et perd connaissance. Malgré cela, on peut en le soutenant par le bras, le reconduire chez lui. Le lendemain, il entre à l'hôpital. Au moment de son admission il était encore sans connaissance. On ne trouva aucune trace de fracture ni de contusion. La sensibilité et la motilité étaient intactes.

Mort le lendemain sans avoir repris connaissance, ni présenté de paralysie de l'un des côtés du corps.

Autopsie. Sur les trois quarts postérieurs de l'hémisphère gauche, existe un épanchement en nappe de sang coagulé semblable à de la gelée de groseille. Dans le lobe sphénoïdal gauche, existe un vaste épanchement sanguin ne communiquant pas avec le ventricule latéral. Le foyer s'étend de l'extrémité antérieure du lobe sphénoïdal jusqu'à 3 centimètres environ de l'extrémité postérieure de l'hémisphère. Il est séparé, en dehors, de la surface du cerveau par une couche de substance cérébrale de 7 à 8 millimètres d'épaisseur. En avant, le foyer s'est rompu et a laissé échapper du sang dans la fosse cérébrale moyenne. Fracture de la base du crâne à ce niveau. A droite, le crâne, le cerveau et les méninges n'offrent aucune altération.

---

(1) Thibault. — *Bulletins de la Société anatomique*, 1844, p. 93.

Ces observations démontrent de la façon la plus positive que les faisceaux sphénoïdaux ne font pas directement partie du mécanisme central auquel sont dus les mouvements volontaires, ou du moins que ces faisceaux peuvent être détruits par des foyers hémorrhagiques ou par de vastes suppurations sans qu'il en résulte de paralysie appréciable.

CHAPITRE IV

Lésions des faisceaux fronto-pariétaux du centre ovale.

La région fronto-pariétale du cerveau, telle qu'elle a été limitée précédemment, renferme toute la zone motrice corticale et la masse des noyaux centraux, c'est-à-dire tout l'appareil cérébral affecté à la production régulière des mouvements volontaires. Elle constitue à elle seule, ce que M. Charcot appelle quelquefois, dans ses cours, le cerveau moteur, et c'est dans son aire que doivent siéger toutes les altérations cérébrales, corticales ou centrales, qui se traduisent pendant la vie par des phénomènes paralytiques permanents.

Les lésions destructives un peu étendues des faisceaux médullaires de cette région, déterminent constamment une paralysie croisée persistante, souvent accompagnée, au début, de contracture primitive et plus tard de contracture secondaire. Elles peuvent aussi donner lieu à des convulsions épileptiformes, semblables à celles qui résultent quelquefois des lésions de la zone motrice corticale (Epilepsie partielle) (1) et à de l'aphasie.

Les observations suivantes peuvent donner une idée de la symptomatologie des lésions des faisceaux fronto-pariétaux.

---

(1) Voir pour la description de l'épilepsie partielle d'origine corticale : Charcot et Pitres.— *Contribution à l'étude des localisations dans l'écorce des hémisphères cérébraux. (Revue mensuelle de médecine et de chirurgie,* mai 1877.)

OBSERVATION XVIII

HÉMORRHAGIE DU CENTRE OVALE. — CONTRACTURE. — ESCHARE FES-
SIÈRE PRÉCOCE (1).

B. M., 57 ans, couturière, entrée le 10 décembre 1875 à Lari-
boisière (service de M. MILLARD).

La veille de son entrée à l'hôpital, elle a été, pour la quatrième
fois, frappée d'apoplexie cérébrale, avec perte absolue de connaissance. Au moment de l'entrée et à la visite du 11, la malade
est toujours dans le coma. On reconnaît une hémiplégie droite
complète (paralysie flasque) ; la sensibilité est abolie partout ;
les mouvements réflexes sont nuls. Déviation conjuguée des yeux
et du cou à gauche : déglutition difficile ; incontinence de l'urine
et des matières fécales ; pas de bruit morbide au cœur.

Le 12, le 13, le 14, on note un certain degré de contracture
des fléchisseurs de l'avant-bras sur le bras du côté paralysé. Les
fléchisseurs des doigts sont intacts. Du reste, même état qu'au
moment de l'entrée. Le 15, la contracture a disparu.

Le 16, il existe un léger degré de connaissance : la déglutition
est plus facile, les mouvements réflexes reparaissent, la sensibilité est toujours très-obtuse. Paralysie flasque complète du bras,
et de la jambe à droite : l'aphasie persiste. Commencement d'eschare à la région fessière droite ne dépassant pas la ligne médiane. Le 17, l'eschare fessière s'étend rapidement.

Le 20, quelques légers mouvements du côté paralysé. La malade peut s'asseoir sur son lit, se tourner sur le côté droit. La
sensibilité reparaît aussi un peu à droite. Toujours aphasie complète. Pas de contracture. Pas de fièvre.

Le 28. En plus de l'état précédemment décrit et qui n'a pas
varié, il existe un peu de fièvre et de l'agitation.

2 *Janvier*. La fièvre et l'agitation persistent. L'intelligence est
complétement abolie. L'hémiplégie est de nouveau complète,
sans contracture. La déglutition est assez facile ; incontinence des
matières fécales et de l'urine. Rien du côté des yeux. L'état de la
malade rend l'exploration de la sensibilité impossible. Il existe
sur la fesse droite une large eschare noirâtre en partie éliminée.

9 *Janvier*. Depuis le 2, on n'a observé aucun symptôme nou·
veau ; même agitation, même impossibilité de parler; même paralysie flasque à droite. Seulement l'état général, déjà très-mau-
vais, a·été s'aggravant de plus en plus. La malade est tombée
dans le coma et est morte ce matin à 4 heures.

AUTOPSIE. — *Cerveau*. Dans l'hémisphère gauche, on trouve

(1) Dussaussay. — *Bulletins de la Société anatomique*, 1876, p. 30.

un foyer hémorrhagique, renfermant un sang noir demi-solide ; il est situé dans le centre ovale, sur la limite des lobes frontal et pariétal. Il est limité en dedans par la substance grise du lobule paracentral, en haut et en dehors par l'écorce des circonvolutions frontale ascendante et pariétale ascendante.

En bas, il est séparé du corps strié par un lit de substance blanche de un centimètre d'épaisseur. (Pl. II, fig. 5.)

En avant, il ne s'étend pas au-delà de la scissure frontale parallèle. En arrière, il s'arrête au niveau du bord postérieur de la circonvolution pariétale ascendante. Rien dans le ventricule gauche. Le reste du cerveau est sain.....

OBSERVATION XIX

LESION DU CENTRE OVALE DU CERVEAU. HEMIPLÉGIE DROITE. APHASIE.
(1). (*Résumé.*)

Mary S.., 64 ans, frappée subitement d'apoplexie le 28 septembre 1864. Elle resta trois jours dans le coma. Quand elle revint à elle, elle était paralysée de toute la moitié droite du corps et ne pouvait plus parler, ou plutôt ne pouvait articuler que le mot « *far* », avec lequel elle répondait à toutes les questions.

Elle resta plusieurs mois dans cet état ; au bout de quelque temps le bras droit se fléchit et devint rigide. Elle mourut de bronchite chronique le 25 novembre 1865.

AUTOPSIE. — L'arachnoïde est légèrement opaque. En divisant l'hémisphère gauche horizontalement à la hauteur du corps calleux, on aperçut, en dehors du ventricule latéral, dans la substance blanche, une tache jaunâtre. On pratiqua alors une coupe au-dessus de la précédente et on découvrit une cavité de 1 pouce 1/4 de long, ne contenant que un drachme de sérosité brune. Ses parois étaient rapprochées ; en les écartant, la cavité prenait le volume d'une noix à grand axe antéro-postérieur. Elle était enveloppée d'une membrane ocreuse, dans laquelle l'examen microscopique montra des tissus fibreux, des vaisseaux sanguins, des cellules granuleuses et des cristaux hématiques. Tout autour, la substance cérébrale était jaunâtre et on y trouvait au microscope quelques corpuscules granuleux. Pas de ramollissement appréciable au toucher.

La cavité dont nous venons de parler était située en dehors du ventricule latéral, entre l'insula de Reil et la corne antérieure du ventricule. Elle était en partie dans le lobe antérieur et en partie dans le lobe postérieur du cerveau, pas d'autres lésions de l'encéphale.

(1) H. Hodgson. — *The Lancet*, 1866, T. I. p. 397.

OBSERVATION XX

TUMEUR CANCÉREUSE DU LOBE MOYEN DU CERVEAU (1).

Le nommé X.., âgé de 56 ans, exerçant la profession de jardinier, demeurant à Charonne depuis 15 ans, d'une bonne santé habituelle, entra à l'hôpital Saint-Antoine (service de M. Moutard-Martin) le 27 janvier 1859. Ce malade offrait l'état suivant : La parole était embarrassée et il ne pouvait donner de renseignements sur les débuts et la marche de la maladie qu'avec beaucoup de difficultés et d'incohérence. Nous apprîmes néanmoins des parents que depuis un laps de temps qu'ils ne peuvent déterminer d'une manière précise, le malade était en proie à une céphalalgie assez vive et plus violente à certains moments que dans d'autres; que le 25 janvier 1859 il avait tout à coup, à la suite de douleurs de tête assez violentes, offert tous les symptômes d'une attaque d'apoplexie. Nous ne pûmes savoir si le céphalalgie était plus violente d'un côté que de l'autre, mais ce fait que le malade portait souvent la main du côté gauche de la tête porte à croire qu'elle était plus vive de ce côté. Quoi qu'il en soit, à son entrée à l'hôpital, le malade offrait une hemiplégie du côté droit. On constatait assez facilement l'abolition de la motilité dans toute la moitié du corps, diminution de sensibilité dans le côté correspondant. En effet lorsque l'on pinçait, irritait la peau de l'avant-bras ou de la cuisse, le malade manifestait la douleur qu'il ressentait par ses plaintes et ses cris, et néanmoins l'insensibilité n'était pas aussi vive que du côté opposé.

La bouche était déviée du côté gauche, la langue du côté droit : le pouls était régulier, lent et ne battait que 58 fois par minute. La langue était humide, le malade pouvait balbutier quelques mots difficilement compréhensibles. Pédiluves sinapisés et lavements émollients.

Le 4 *février.* — Le malade présente une attaque epileptiforme dont la durée peut être évaluée à 20 minutes, attaque caractérisée par convulsions ayant surtout lieu dans les muscles de la partie paralysée et par de l'écume à la bouche. Une respiration stertoreuse, une perte complète de connaissance avec accélération du pouls et rougeurs de la face. Une saignée fut pratiquée, des sinapismes appliqués le soir et le malade fut mis à la diète complète.

Le lendemain tous ces phénomènes avaient disparu et le malade offrait l'état habituel. Six jours après M. Martin ordonna des

---

(1) Baudot. — *Bulletins de la Société anatomique,* 1859, p. 98 et 1860 p. 120.

pilules de strychnine. Ces pilules furent continuées jusqu'au 17 février sans que le malade ait ressenti aucune secousse tétanique bien que le 12 février on ait donné 2 pilules de un centigramme chacune. On cessa alors les pilules et aucune médication ne fut employée jusqu'au jour de la mort du malade, qui eut lieu le 6 avril 1859. Pendant tout ce laps de temps le malade n'avait offert de digne d'être mentionné que deux attaques semblables à la première, et de temps à autre des convulsions dans la partie paralysée, convulsions, qui, deux fois, cessèrent sous l'influence de l'application de 10 sangsues derrière les oreilles. Au commencement de mars le malade perdit l'usage de la parole.

Le 6 *avril*, au matin. — Le malade avait ressenti quelques mouvements convulsifs des membres, la face était un peu injectée et le pouls s'était un peu accéléré, puis l'intelligence disparut totalement, et à cinq heures du soir une sueur abondante couvrait le corps du malade. Le pouls battait 128 fois par minute; la peau était chaude, la tête renversée en arrière et la respiration stertoreuse. Il ne tarda pas à mourir dans la soirée.

Autopsie. — Tumeur de forme ovoïde, offrant le volume d'un gros œuf de poule, située *au-dessus du ventricule gauche du cerveau*, avec lequel elle n'avait d'ailleurs aucune connexion, s'avançant presque dans le lobe antérieur sans l'occuper entièrement et laissant entre sa partie antérieure et l'extrémité du lobe correspondant du cerveau un intervalle de 3 centimètres. La surface de la partie malade était séparée des membranes cérébrales par une distance de 2 centimètres environ. La tumeur se prolongeait jusque dans le lobe postérieur de l'extrémité duquel elle était distante de 3 centimètres à peu près. La pulpe cérébrale environnante était ramollie dans une épaisseur de 1 centimètre et demi environ. La surface de la coupe de la tumeur n'offrait pas une coloration uniforme, mais un mélange de parties jaunâtres avec d'autres parties moins foncées, et à la partie antérieure de cette tumeur se trouvait un petit kyste de la grosseur d'une noisette, contenant une substance gélatineuse transparente et de couleur rougeâtre ; en avant de ce kyste se trouvait une substance absolument semblable mais non enkystée. »

Les autres parties de l'encéphale étaient saines. — Chacun des ventricules renfermait à peu près une cuillerée de sérosité, pas de lésion des autres viscères.

OBSERVATION XXI

HÉMIPLÉGIE DROITE INCOMPLÈTE.— APHASIE PERSISTANTE. — LÉSIONS
DU CENTRE OVALE (1).

« M. C...., négociant, âgé de 79 ans, d'un tempérament sanguin et nerveux, ayant la peau brune et beaucoup d'embonpoint,
usant sans excès des liqueurs spiritueuses, sujet à des douleurs
arthritiques et ayant eu une affection singulière des voies urinaires, jouissait depuis 7 ans d'une excellente santé, lorsque le
14 mai 1829, dans la soirée, étant allé se promener, il eut des
vertiges, perdit connaissance et tomba. Rapporté quelques heures
après chez lui, il reprit l'usage de ses sens, articula quelques
mots et put remuer ses divers membres. Le lendemain, il était
assoupi, avait sa connaissance, mais ne pouvait parler et ne re-
muait qu'avec peine la main droite. (Saignée du bras, sangsues
derrière l'oreille gauche, révulsifs, etc.) Au bout de quelques
jours, l'intelligence semblait parfaitement rétablie ; les idées, le
jugement, la volonté, s'exprimant par des signes, paraissaient
intacts, tandis que l'usage de la parole était absolument sus-
pendu. Peu à peu, la main droite reprit de la force, les jambes
soutinrent le corps, la locomotion put s'effectuer, les diverses
fonctions se régularisèrent, la parole seule ne se rétablissait
pas, aucun mot ne pouvait être articulé. Néanmoins, à force de
tentatives, quelques monosyllabes furent au bout d'un long temps
prononcées, mais toujours avec peine.

A la fin de septembre 1830, M. C... étant à la campagne, tomba
gravement malade. C'étaient des symptômes abdominaux qui do-
minaient. Il succomba le 6 octobre.

NÉCROPSIE. — Embonpoint considérable. Larges ecchymoses
sur les régions postérieures du tronc et des membres. A l'ouverture du crâne, il ne s'écoule qu'une petite quantité de sang. La
dure-mère adhère intimement aux os. Le sinus longitudinal
très-dilaté vers le milieu de la voûte, reçoit plusieurs veines fort
larges. — L'arachnoïde sur la partie supérieure et moyenne du
cerveau, est épaissie et recouverte d'un amas de petites granulations, surtout au voisinage du sinus. La pie-mère, rouge et
consistante, unie intimement avec l'arachnoïde, se détache aisément de la substance corticale.

Cerveau ferme. A la partie moyenne et postérieure du lobe antérieur gauche, en dehors et en avant du corps strié, il existe
une excavation de 1 à 2 centimètres de diamètre. A cette cavité,

(1) E. Gintrac. — *Cours théorique et clinique de pathologie interne et
de thérapie médicale*, tome VII, p. 124.

en sont annexées quelques autres beaucoup plus petites. Elles ne contiennent que quelques gouttes d'une sérosité un peu trouble ; leurs parois d'une couleur blanche, semblable à celles de la substance médullaire, ne présentent pas de membrane distincte. Autour de ces cavités, dans l'épaisseur d'environ deux lignes, le tissu cérébral est un peu ramolli. — Les plexus choroïdes contiennent des vésicules pleins de sérosité. Les autres parties de l'encéphale n'offrent aucune lésion.

Estomac ample, d une teinte rougeâtre ; intestins en quelques points enflammés ; foie et rate sains ; quelques altérations des voies urinaires, vestiges d'une ancienne maladie. »

OBSERVATION XXII

FOYER HÉMORRHAGIQUE RÉCENT DANS LE CENTRE OVALE DE L'HÉMI-SPHÈRE GAUCHE. — HÉMIPLÉGIE DROITE. — APHASIE (1).

Une femme de 65 ans, est admise dans les premiers jours de décembre 1876, dans le service de M. Vergely, à l'hôpital Saint-André, à Bordeaux. Hémiplégie droite complète (face et membres), depuis six jours ; la langue peut être tirée hors de la bouche et n'est pas déviée : la malade comprend très-bien ce qu'on lui demande, mais ne peut prononcer une parole : elle répond par gestes aux questions qu'on lui pose. Pouls lent, régulier, 60. — Mort quatre jours après l'entrée à l'hôpital, dix jours après le le début des accidents.

A L'AUTOPSIE, on trouva l'écorce de l'hémisphère gauche parfaitement saine. Sur des coupes, on mit à découvert un foyer hémorrhagique du volume d'une noix, siégeant dans le centre ovale du lobe fronto-pariétal, et atteignant en avant le sommet du faisceau pédiculo-frontal inférieur.

Le moment est venu de soulever une question dont la solution présente de sérieuses difficultés. On sait que les différentes parties de la zone motrice corticale, jouissent les unes relativement aux autres, d'une certaine indépendance fonctionnelle. Telle région de l'écorce préside aux mouvements de la face, telle autre aux mouvements du membre supérieur ou du membre inférieur. Or, on peut se demander si, en quittant la couche grise des circonvolutions, les fibres blanches se

---

(1) Observation communiquée à la *Société de médecine de Bordeaux*, séance du 15 décembre 1876, par M. Vergely.

mêlent, se confondent dans un lacis inextricable, ou si elles se dirigent vers les masses centrales sous forme de faisceaux continus et distincts dans tout leur trajet. Si la première hypothèse est vraie, une lésion limitée de la portion motrice du centre ovale devra nécessairement déterminer une hémiplégie plus ou moins forte, selon l'étendue de la lésion, mais toujours totale, en ce sens que la face, le membre supérieur et le membre inférieur, seront toujours affectés simultanément. Si c'est, au contraire, la seconde hypothèse qui répond à la réalité des faits, on comprend très-bien qu'une lésion limitée aux faisceaux provenant des régions de l'écorce qui président, par exemple, à la mobilité de la face ou du membre supérieur, puisse ne déterminer qu'une paralysie isolée de la face ou du membre supérieur.

En d'autres termes, cette question anatomique a pour corollaire ce problème clinique : *les lésions limitées du centre ovale peuvent-elles donner lieu à des monoplégies?*

Les observations suivantes ne peuvent laisser aucun doute sur la solution de ce problème (1).

OBSERVATION XXIII

PARALYSIE DU BRAS DROIT SANS AUCUN AUTRE SYMPTÔME D'AFFECTION CÉRÉBRALE, PUIS PERTE DE CONNAISSANCE ; CONVULSIONS DANS LE MEMBRE PARALYSÉ. — MORT 48 HEURES APRÈS. — ÉPANCHEMENT SANGUIN ENKYSTÉ VERS LA PARTIE MOYENNE POSTÉRIEURE DE L'HÉ-MISPHÈRE GAUCHE DU CERVEAU. — CONGESTION SANGUINE TRÈS-FORTE DANS TOUTE LA MASSE CÉRÉBRALE (2). (*Résumé.*)

La femme Lascourt, âgée de 50 ans, d'un tempérament sanguin, avait perdu depuis quelques mois l'usage de son bras droit, lorsqu'elle entra à l'hôpital Cochin dans le cours de l'année 1823. Elle assurait que la paralysie du bras droit était survenue sans aucun symptôme du côté de la tête. L'appétit était bon, elle ne souffrait nulle part, parlait avec facilité et avait beaucoup de gaieté. Un jour, son visage s'injecta tout-à-coup et présenta une rougeur des plus vives. Dans la nuit, elle perdit l'usage de la connaissance et de la parole. Le lendemain, le membre paralysé

---

(1) Voir aussi les Obs. XXXI, XCIX, CIV et CVIII de ce travail.
(2) Bouillaud. — *Traité de l'Encéphalite*, Paris, 1825, p. 76.

fut agité de mouvements convulsifs très-violents; il était insensible, mais la jambe correspondante conservait sa sensibilité. — Mort le jour suivant.

Autopsie. Méninges injectées. A la partie moyenne de la face supérieure de l'hémisphère gauche se trouve une tumeur du volume d'une noix, qui a, pour ainsi dire, déplissé une circonvolution cérébrale. Cette tumeur est formée par du sang noir, liquide, contenu dans un kyste membraneux. La substance cérébrale environnante est réduite en une sorte de bouillie d'une couleur rosée ou jaune qui s'étend jusqu'à la paroi supérieure du ventricule latéral correspondant. Dans les circonvolutions latérales du même hémisphère, vers la scissure de Sylvius, on rencontre un caillot de sang assez considérable. Le reste de la masse encéphalique n'offre aucune altération.

OBSERVATION XXIV

HÉMORRHAGIE CÉRÉBRALE AU NIVEAU DE LA SCISSURE DE ROLANDO (1).
(*Résumé.*)

Le 20 février 1868, on admit dans le service de M. Denonvilliers, une malade, âgée de 60 ans, qui avait une hernie irréductible depuis quatre jours, et qu'on ne put réduire pendant les cinq jours qui suivirent l'entrée de la malade à l'hôpital. Le neuvième jour, malgré l'absence de symptômes graves et immédiatement alarmants, on se demandait s'il n'y avait pas lieu de pratiquer l'opération, quand un incident inattendu vint se jeter à la traverse. « Le matin, au moment de la visite, la malade causait avec nous; tout d'un coup ses idées paraissent moins claires, sa parole devient un peu moins nette et sa bouche se dévie fortement du côté gauche. Je saisis aussitôt son bras droit, je le soulève et sans perdre connaissance : « Monsieur, dit-elle, je ne sais ce que j'éprouve, je sens que mon bras devient bien lourd, voyez, c'est à peine si je peux remuer les doigts. » Cela se passait à huit heures et demie du matin. Plus tard, la paralysie faciale, d'abord limitée seulement à la commissure des lèvres, s'étendit au reste de la moitié droite du visage : la paralysie du bras ne devint complète que le soir vers cinq heures. La sensibilité fut toujours conservée. La langue n'était pas déviée : les paupières s'ouvraient et se fermaient comme d'habitude; les deux pupilles étaient égales; il n'y avait ni déviation des globes oculaires ni rotation de la tête. Dans la jambe droite aucun trouble ne se manifeste, la motilité et la sensibilité persistent intactes jusqu'au dernier moment. Rien du

---

(1) Dieulafoy. — *Gazette des Hôpitaux*, 1868, p. 150, et *Bulletins de la Société anatomique de Paris*, 1868, p. 139.

côté des sphincters. Le lendemain survint du délire, la malade fort affaissée, refusa toute nourriture, puis, ayant perdu complétement connaissance, elle succomba vers sept heures du soir, trente-six heures après le début des accidents cérébraux.

Autopsie. — « Les artères de la base du cerveau, la sylvienne gauche, surtout, étaient le siége de dégénérescence athéromateuse. Toutes les parties de l'encéphale furent trouvées saines à l'exception d'un point situé dans l'hémisphère gauche. L'altération de la substance cérébrale, du volume d'une noisette, siégeait à la partie interne de la circonvolution pariétale antérieure, celle qui limite en avant la scissure de Rolando. Le sang extravasé était en petite quantité disséminé plutôt que collecté, et, autour de ce foyer, il y avait une zone de substance cérébrale ramollie et légèrement coloriée. »

(J'ai reproduit le texte de la description des altérations révélées par l'autopsie d'après l'observation publiée dans la *Gazette des hôpitaux*. Le siége de la lésion est mieux précisé dans la note communiquée par M. Dieulafoy, à la *Société anatomique*. Il y est dit, en effet, que le foyer siégeait dans la substance blanche de la circonvolution pariétale antérieure (frontale ascendante) en arrière de la troisième circonvolution frontale.)

OBSERVATION XXV

RAMOLLISSEMENT PEU ÉTENDU DANS L'HÉMISPHÈRE GAUCHE DU CERVEAU; PARALYSIE DU CÔTÉ DROIT DE LA FACE ET DU BRAS DROIT, SANS PARALYSIE DU MEMBRE INFÉRIEUR CORRESPONDANT ; PLUS TARD HÉMIPLÉGIE COMPLÈTE (1).

La nommée Beauvalet, Manette, 56 ans, non réglée depuis l'âge de 49 ans, était debout se livrant à une occupation domestique, lorsque tout-à-coup elle porte la main à sa tête et chancelle. Son mari, avec qui elle causait, la reçoit dans ses bras et la fait asseoir. Elle avait perdu la parole, et toute motilité avait presque cessé dans le bras droit. Cet accident arrive à 7 heures du soir, elle venait de manger il y avait un quart d'heure. Dans la nuit elle eut quelques nausées, on lui fit prendre de l'eau de Mélisse. Le lendemain, 25 août 1828, elle vint à l'hôpital de la Charité, car elle se servait encore de sa jambe : on la plaça salle Sainte-Marthe, n° 13.

Examinée à l'instant même de son arrivée, elle présente les symptômes suivants : paralysie du bras droit, sans que la sensibilité y soit abolie ; la commissure des lèvres est fortement tirée

---

(1) E. Littré.— *Journal hebdomadaire de Médecine*, T. I, 1828, page 224.

à gauche, la langue se dévie à droite. La jambe n'a éprouvé aucun affaiblissement. La malade se tient debout et se met elle-même dans son lit, mais elle ne peut répondre aux questions que par des signes, car elle a tout-à-fait perdu la parole, elle ne fait entendre que des sons inintelligibles et s'impatiente de ce qu'on ne la comprend pas. C'est son mari qui donne les renseignements sur sa maladie.

26 *août.* Malgré la saignée, à la paralysie du bras droit s'est jointe la paralysie du membre inférieur, du même côté. La sensibilité y persiste. — 28. Céphalalgie générale.

29. Des douleurs vives se font sentir dans les membres paralysés, mais sans convulsions ni aucune espèce de raideur. Mort le 16 septembre.

Autopsie pratiquée 10 heures après la mort. — *Cerveau.* Légère injection de l'arachnoïde ; un peu de sérosité sous cette membrane. Sérosité assez abondante à la base du crâne. Cerveau légèrement piqueté, ramollissement blanc de la substance blanche dans l'hémisphère gauche, au-dessus du ventricule, large comme une pièce de 30 sous, sans qu'il y ait de rougeur autour. Cette lésion était assez légère, pour que la plupart des personnes qui assistaient à l'autopsie, n'aient pas trouvé de rapports entre les lésions et les symptômes observés durant la vie. Les ventricules ne contiennent point de sérosité et ils ne sont pas distendus. Le reste du cerveau est sain.

Ces observations démontrent que les lésions limitées du centre ovale peuvent donner lieu à des monoplégies, et par conséquent que les faisceaux de fibres médullaires sous-jacents aux centres moteurs corticaux conservent une certaine indépendance dans leur trajet intra-cérébral. On doit comprendre dès lors la nécessité de déterminer très-exactement dans les autopsies le siége des altérations limitées du centre ovale.

Si l'on possédait en effet un nombre suffisant d'observations de lésions isolées des faisceaux médullaires, on pourrait, en comparant ces lésions aux symptômes qu'elles ont déterminés pendant la vie, en tirer des enseignements précieux pour l'étude de la physiologie cérébrale.

Bien que les observations remplissant ces conditions soient encore assez rares, elles suffisent néanmoins pour nous montrer l'importance de ce genre de recherches et pour nous apprendre que l'on peut poursuivre dans les faisceaux médullaires du centre ovale, les dissociations fonctionnelles qui existent dans la zone motrice corticale.

Chaque centre moteur cortical paraît, en effet, donner naissance à un faisceau de fibres qui traverse le centre ovale, en y conservant son indépendance physiologique, ses fonctions propres et ses réactions pathologiques spéciales.

Il convient donc d'étudier isolément les effets de la destruction de chacun des faisceaux fronto-pariétaux du centre ovale, autant du moins que le permet pour le moment la pénurie des observations.

I. *Lésions du faisceau pédiculo-frontal inférieur.* — Les lésions du faisceau pédiculo-frontal inférieur *du côté gauche*, déterminent de l'aphasie tout aussi sûrement que la destruction de l'écorce de la partie postérieure de la troisième circonvolution frontale gauche. Si la lésion est très-exactement limitée à ce faisceau, l'aphasie est le seul symptôme appréciable. Mais le plus souvent la lésion s'étend dans les faisceaux voisins et l'aphasie est accompagnée d'hémiplégie droite.

OBSERVATION XXVI

APHASIE ET HÉMIPLÉGIE DROITE. FOYER PROFOND DANS LA TROISIÈME
CIRCONVOLUTION FRONTALE GAUCHE (1).

Couet, 43 ans, entré le 29 mai (service de M. Bouchard). Le malade a eu une seule attaque apoplectique il y a trois ans. Il est resté paralysé des membres du côté droit et aphasique. La face est à peine déviée, la langue ne l'est nullement, elle jouit de tous ses mouvements. Le malade ne se sert plus pour s'exprimer que des mots *oui* et *non*, qu'il emploie, du reste, très à propos, en les accompagnant de gestes de la tête, qui correspondent à l'affirmation ou à la négation. En outre, il répète souvent la syllabe *tié*.

L'intelligence paraît absolument conservée. Il faut fatiguer beaucoup le malade par des interrogations successives, pour arriver à obtenir un signe d'affirmation, tandis qu'on lui présente un objet auquel on donne un nom qui n'est pas le sien. Couet

---

(1) Mayor. — Observation communiquée à la *Société anatomique*, séance du 7 juillet 1876 et publiée in: *Progrès médical*, 1876, page 827.

n'a jamais su lire ni écrire. Après un court séjour à l'infirmerie, ce malade présente quelques troubles digestifs. En même temps, on constate la présence d'albumine dans l'urine, peu à peu des signes de sclérose des reins apparaissent assez nets ; de l'œdème se montre d'abord dans les membres paralysés, puis des deux côtés. Enfin des accidents urémiques l'emportent.

AUTOPSIE. — On trouve le rein petit, contracté, et les diverses lésions qui accompagnent cette forme de la maladie de Brhgit. Du côté de l'encéphale, on remarque les faits suivants : les artères de la base sont extrêmement athéromateuses. Les circonvolutions paraissent, au premier abord, absolument saines, mais, en faisant des coupes du cerveau, on trouve dans l'hémisphère gauche, un ancien foyer de ramollissement, siégeant dans le centre ovale de Vieussens, en un point correspondant à la partie postérieure de la troisième circonvolution frontale. Dans la partie moyenne de la protubérance, au niveau de l'étage moyen et du côté gauche, mais très-près de la ligne médiane, on trouve une petite lacune celluleuse de la grosseur d'un grain de chénevis. Cette dernière lésion explique l'hémiplégie droite. Quant au premier foyer de ramollissement, qui donnait lieu sans doute à l'aphasie, il ne trahissait nullement son existence à la surface de la circonvolution et il était assez peu étendu d'avant en arrière, pour qu'à la rigueur il eût pu se trouver contenu dans l'intervalle de deux coupes et échapper ainsi à l'examen.

OBSERVATION XXVII

APHASIE TRAUMATIQUE. ABCÈS DANS LA TROISIÈME CIRCONVOLUTION FRONTALE GAUCHE (1).

Le nommé Denis S..., âgé de 25 ans, brigadier au 12e chasseurs à cheval, reçut un coup de sabre sur la tête, le 28 août 1870, à la bataille de Buzancy. On n'a pas de détails sur la nature des accidents primitifs, ni sur leur marche pendant les premiers jours. On sait seulement que le 23 octobre 1870, le malade était aphasique et hémiplégique de tout le côté droit. Il fut évacué sur Paris le 13 mars 1871, et le 15 il fut placé dans le service de M. Boinet à l'ambulance de la société internationale de secours aux blessés.

A son arrivée dans le service on constata un enfoncement du crâne, une hémiplégie droite peu accentuée et une aphasie presque absolue. Le malade ne pouvait qu'à grand peine dire *oui*, *non* ou *hein*, quoiqu'il comprît bien les questions qu'on lui posait et qu'il ait conservé assez d'intelligence pour jouer aux dominos.

---

(1) Boinet. — *Gazette des hôpitaux*, 1871, p. 294 et 1872, p. 235. Le cerveau est conservé au musée Dupuytren.

Le jour même de son entrée à l'ambulance, il tomba tout-à-coup sans connaissance mais il n'eut pas de convulsions. Depuis cette époque il n'a pas eu de nouvelles pertes de connaissance, il a présenté souvent de la somnolence et une sorte d'état comateux persistant avec céphalalgie tenace.

Le 3 avril M. Boinet pratiqua l'opération du trépan et enleva plusieurs esquilles osseuses. La dure-mère était saine mais pendant l'opération elle fut un peu déchirée et le cerveau fut mis à nu : Il n'était pas fluctuant, et il ne s'écoula pas une goutte de pus. Le lendemain, 4 avril, coma encore plus prononcé que les autres jours, phénomènes paralytiques plus marqués, fièvre intense. Il ne s'écoule pas de pus du cerveau qui fait une légère saillie dans la plaie. Le soir, on constate le début d'un érysipèle de la tête.

Le 5, coma profond. Paralysie complète de la face et du bras droit, incomplète de la jambe du même côté. Les jours suivants l'érysipèle guérit et les phénomènes cérébraux s'amendent, le coma se dissipe, l'hémiplégie diminue et à la fin d'avril le malade pouvait écrire et marcher. Il avait recouvré son intelligence et sa gaieté; il ne lui restait qu'un peu de paralysie de la face et l'aphasie. Pas de phénomènes convulsifs. Tout paraissait aller bien, quand, dans la nuit du 16 au 17 mai, le malade eut sans prodromes deux attaques d'épilepsie et mourut.

Autopsie. — Le cerveau est sain à la surface. Au niveau de la troisième circonvolution frontale gauche, les méninges étaient épaissies et adhérentes. En ce point la substance cérébrale était un peu déprimée et diminuée de consistance sans ramollissement proprement dit. Sur les coupes, on mit à découvert un abcès du volume d'une noix situé à 5 centimètres de l'extrémité antérieure du lobe frontal, à 1 centimètre au-dessus de la scissure de Sylvius, à 5 millimètres au-dessous de la couche corticale, juste en dehors du corps strié auquel il touchait.

Sur la pièce disposée au musée Dupuytren il est facile de constater que le faisceau pédiculo frontal inférieur est détruit en totalité par la cavité de l'abcès qui siégeait au-dessous de la substance corticale de l'extrémité postérieure de la troisième circonvolution frontale gauche.

OBSERVATION XXVIII

APHASIE. LÉSION DE LA SUBSTANCE BLANCHE AVOISINANT LA TROISIÈME CIRCONVOLUTION DU LOBE ANTÉRIEUR GAUCHE (1).

Un homme de 44 ans était traité depuis huit mois à l'hôpital Saint-Antoine, pour une albuminurie Brightique.

---

(1) Dieulafoy. — *Gazette des hôpitaux*, 1867, p. 229.

Le 22 janvier 1867, sans signes prémonitoires, sans prodromes appréciables, cet homme s'aperçut qu'il avait perdu l'usage de la parole, et à la visite du matin, on le trouve chagrin et inquiet, ayant conscience de son état, montrant du doigt ses lèvres et sa langue, indiquant qu'il désirerait parler, mais qu'il ne le pouvait pas. Il était aphasique. Le bras et la jambe furent aussitôt examinés surtout du côté droit ; la sensibilité et le mouvement étaient intacts : à la face la paralysie était appréciable mais très-limitée, les muscles zygomatiques et les élévateurs de la lèvre supérieure du côté droit, paraissaient avoir été légèrement compromis ; les traits de la face correspondante étaient un peu déviés à gauche..... Le jour même de l'accident, divers objets furent présentés au malade, il ne les confondait pas, et prenait successivement son verre ou sa fourchette quand on les lui nommait, mais il était dans l'impossibilité de les nommer lui-même. Quand on prononçait devant lui un mot bien articulé, il examinait avec soin le mouvement des lèvres et finissait par dire quelques monosyllabes tels que *bien, non,* mais c'était tout. On lui mit un crayon dans les mains, plusieurs fois il essaya d'écrire son nom, jamais il ne put arriver au delà des premières lettres..... L'aphasie fut d'assez courte durée : déjà le 30 janvier le malade pouvait articuler distinctement quelques mots, surtout quand on avait soin de les prononcer d'abord, et avant la fin de février il avait à peu près recouvré l'usage de la parole. Quant à la maladie du rein elle faisait toujours des progrès et cet homme succomba le 22 avril.

Autopsie. — Les artères de l'hexagone, les sylviennes et leurs ramifications étaient saines ; les méninges n'étaient nulle part adhérentes ; la surface des circonvolutions du lobe antérieur n'était en aucun point altérée. Alors, en coupant par tranches minces et d'avant en arrière le lobe antérieur gauche, on trouva deux foyers transformés en kystes qui contenaient quelques gouttes de liquide. La surface de section était nette et bien limitée ; sa teinte légèrement grisâtre tranchait sur la couleur de la substance blanche cérébrale. L'un de ces foyers, de la grosseur d'un pois, était situé à droite du second, dont le volume était trois fois plus considérable. Ils confinaient à la troisième circonvolution dont la substance grise était respectée. Les autres parties du cerveau (corps strié, couches optiques, bulbe et corps olivaires) furent examinées et trouvées saines.

Les lésions destructives du faisceau pédiculo-frontal inférieur *du côté droit* ne déterminent pas d'aphasie, et, très-probablement, elles ne donnent pas lieu non plus, lorsqu'elles ne s'étendent pas au-delà des limites de ce faisceau, à de la paralysie des membres. Peut-être produisent-elles quelques

troubles dans la motilité de la langue, mais aucun fait positif
ne permet encore de l'affirmer. Dans les deux seules observations que je connaisse de ce genre de lésion, le phénomène
principal paraît avoir été l'épilepsie partielle.

OBSERVATION XXIX

ATTAQUES ÉPILEPTIFORMES DÉBUTANT PAR LE POUCE GAUCHE. TUBER-
CULE DANS LA TROISIÈME CIRCONVOLUTION FRONTALE DROITE (1)

Un homme âgé de 22 ans fut admis à l'hôpital, le 7 novembre
1871. Il se plaignait depuis deux mois d'avoir des attaques épileptiformes. La première s'était produite un matin, après le déjeuner.
Après un accès de toux, le malade avait senti son pouce gauche
s'agiter dans l'articulation métacarpo-phalangienne. Pendant cinq
secondes il n'y avait pas eu d'autre phénomène anormal, puis était
survenu un engourdissement douloureux qui s'était étendu à
tout le corps, sans qu'il y eut cependant perte complète de connaissance.

Cette attaque cessa subitement en laissant après elle une grande
lassitude qui persista pendant une heure.

Pendant le temps que le malade resta à l'hôpital il eut plusieurs
attaques semblables, débutant toujours par le pouce gauche, puis
un engourdissement spécial remontait dans le bras gauche et
s'étendait à tout le corps. Ces attaques pouvaient être arrêtées
par une compression du poignet ou un redressement brusque de
la main. Habituellement il n'y avait pas de perte complète de connaissance, cependant, dans quelques grandes attaques, la conscience fut pendant quelques instants complétement perdue.

Mort de tuberculose miliaire le 22 décembre 1871.

AUTOPSIE. — On trouve des tubercules miliaires dans le poumon,
les intestins, etc. Dans le cerveau existait un tubercule arrondi,
du volume d'une noisette, siégeant sous la substance grise, dans
la partie postérieure de la troisième circonvolution frontale droite.
Il était facilement énucléable, sa surface était vascularisée et son
centre légèrement caséeux. Il n'y avait presque pas de ramollissement de la substance cérébrale voisine, qui renfermait quelques
granulations tuberculeuses. Pas d'autres lésions de l'encéphale.

---

(1) Hughlings Jackson. — *A serie of cases illustratives of cerebral
pathology. — Cases of intra-cranial tumours (Medical Times and
Gazette,* 1872, Tome II, p. 597.)

OBSERVATION XXX

FRACTURE DU CRANE. — LÉSION DE LA TROISIÈME CIRCONVOLUTION
FRONTALE DROITE. — MORT (1). (*Résumé.*)

Alice P.., 9 ans, fracture comminutive du frontal droit par un coup
de pied de cheval. L'accident eut lieu le 1er avril et la malade fut
portée aussitôt à l'hôpital. Elle avait sa connaissance et parlait ;
légers spasmes dans les muscles de la face. Pas de paralysie. Vomissements fréquents.

Le 6. Inconscience par moments ; la parole est possible ; des
lambeaux de substance cérébrale sortent de la plaie.

Le 7. Paralysie complète du côté gauche du corps ; secousses
convulsives dans les membres.

Le 8. La hernie cérébrale augmente : le 10 on enlève la portion
du cerveau qui fait saillie. Mort le 12.

Dans la troisième circonvolution frontale droite, on trouve une
cavité pleine de matière puriforme et de débris de substance cérébrale. Le reste du cerveau est sain aussi bien que les autres
organes. Pas d'inflammation des méninges.

On remarquera que l'état de la motilité de la langue n'est
pas signalé dans les deux observations précédentes ; c'est là
une lacune très-regrettable. Quant à l'épilepsie partielle, il
est très-probable qu'elle est le résultat de l'irritation des fibres
voisines du faisceau pédiculo-frontal inférieur, et non pas de
la destruction de ce faisceau lui-même.

II. *Lésion du faisceau pédiculo-frontal moyen.* — Dans
le cas suivant observé par M. Anton Frey, il existait un petit
foyer de ramollissement siégeant dans le faisceau pédiculo-
frontal moyen et s'étendant même un peu dans le faisceau
frontal moyen. Cette lésion avait donné lieu à une parésie du
membre supérieur et à une légère déviation de la commissure
labiale.

------

(1) Simon. — *The Lancet,* 1874, tom. II. p. 449.

OBSERVATION XXXI

PARÉSIE DU MEMBRE SUPÉRIEUR GAUCHE ET DU COTÉ GAUCHE DE LA
FACE. — PETIT FOYER DE RAMOLLISSEMENT DANS LA SUBSTANCE
BLANCHE DE L'HÉMISPHÈRE DROIT (1).

Joseph H..., âgé de 52 ans, exerçant la profession de tonnelier,
est admis dans le service de la clinique le 8 janvier 1875. Il raconte qu'il jouit habituellement d'une bonne santé, et affirme
qu'il n'a jamais fait d'excès alcooliques, ce qui est, du reste, confirmé par les personnes qui le connaissent.

Il y a environ quatre semaines, après avoir travaillé comme à
l'ordinaire, et s'être senti bien portant pendant toute la journée,
il éprouva tout-à-coup au moment de se coucher, une violente
céphalalgie frontale. Il s'endormit difficilement et le lendemain il
remarqua que son bras gauche était beaucoup plus faible que le
droit. La céphalalgie s'était dissipée. La faiblesse du membre supérieur droit disparut aussi peu à peu et le malade put reprendre
ses occupations habituelles jusqu'au 8 janvier.

Ce jour là, vers deux heures de l'après-midi, étant occupé à
des travaux peu pénibles, il ressentit une violente douleur de
tête au côté droit de la région frontale. Bientôt il chancela, et
tout s'obscurcit autour de lui, néanmoins avec l'aide d'un cama-
rade il put regagner son domicile. Il conserva sa connaissance
pendant toute la journée et put raconter avec précision tout ce
qui lui était arrivé. Cette attaque se dissipa après un temps assez
court, et laissa après elle une faiblesse notable du membre supérieur gauche. Une heure après son début le malade vint seul à pied,
demander à entrer à l'hôpital.

Etat au moment de l'admission, trois heures environ après le
début des accidents : homme de taille moyenne, d'un embonpoint modéré, d'un teint pâle. Il est étendu dans le décubitus dorsal. La température est normale et égale dans les deux aisselles.
Pouls radial très-petit, régulier, 80. La percussion et l'auscultation
ne dénotent rien autre chose qu'un léger degré d'emphysème du
poumon. Rien d'anormal dans l'abdomen.

Les pulsations des deux carotides sont faibles. Urines assez
abondantes, limpides, acides, albumineuses. D. = 1012.

Pas de déviation de la tête. Les deux pupilles ont le même diamètre et sont également mobiles. Aucune anomalie dans les

---

(1) Anton Frey. — *Casuisticher Beitrag zur Lehre von der Hirnfas-
serung (Arch. fur Psychiatrie und Nervenkrankheiten,* Berlin 1875,
tome VI, p. 327.

mouvements des yeux. Dans le visage on ne remarque qu'un abaissement à peine appréciable de la commissure labiale gauche. La langue peut être portée facilement dans tous les sens, seulement, quand on ordonne au malade de la tirer en ligne droite, sa pointe est un peu inclinée vers la gauche. Il est bon de noter qu'il n'y a pas d'absence de dents qui puisse produire cette inclinaison latérale de la langue. La parole est un peu embarrassée, mais il n'y a pas trace d'alalie ou d'aphasie : le malade peut prononcer distinctement toutes les lettres de l'alphabet.

Tous les mouvements du bras droit, des deux membres inférieurs et du tronc peuvent être exécutés rapidement et avec force. Le membre supérieur gauche seul est le siége d'une faiblesse notable. Tous les muscles de ce membre, depuis le grand pectoral et le deltoïde jusqu'aux interosseux sont parésiés : aucun d'eux n'est complétement paralysé. Les mouvements volontaires du membre supérieur gauche sont possibles mais ils sont tous exécutés avec lenteur, avec une fatigue évidente et avec moins de force que ceux du côté opposé.

L'exploration avec le dynamomètre de Duchenne donne à gauche 17, à droite 37.

La sensibilité est intacte : elle est égale en particulier dans les deux membres supérieurs. On ne remarque aucune différence d'un côté à l'autre dans la coloration ni dans la température de la peau. Traitement : vésicatoire à la nuque, vessie de glace sur le côté droit du front.

12 *janvier*. La céphalalgie a disparu, le langage ne présente plus rien d'insolite. La parésie du membre supérieur gauche s'améliore. La commissure labiale gauche n'est plus abaissée : la langue est tirée en droite ligne. Pas de fièvre.

19 *janvier*. — La parésie est beaucoup améliorée. Avec le dynamomètre de Duchenne on obtient à gauche 21 et à droite 30. Malgré la bonne nourriture que prend le malade et malgré son amélioration apparente, l'état général reste mauvais.

22 *janvier*. — La parésie du bras gauche a presque totalement disparu. Mais il survient un érysipèle gangréneux de la face qui entraîne la mort le 24.

Pendant les deux jours qu'a duré l'érysipèle aucun symptôme cérébral n'est apparu.

Autopsie. 24 heures après la mort.

Le crâne est normalement conformé : les os de la voûte crânienne sont durs et presque uniquement composés de tissus compactes. La dure-mère est tendue et présente une légère teinte bleuâtre. A sa face interne, surtout au sommet des lobes pariétaux des deux côtés, on trouve des fausses membranes très-minces infiltrées de sang extravasé. La pie-mère est en totalité un peu trouble, et, au niveau des sillons qui séparent les circonvolutions, elle est infiltrée de sérosité. Les vaisseaux gros et petits sont assez fortement conges tionnés. Les circonvolutions ne présentent rien à noter.

Sur les coupes, la substance cérébrale se montre très-humide, brillante : la substance corticale est d'un gris-foncé, la substance médullaire d'un blanc sale. Çà et là existe un piqueté rouge, surtout abondant dans les ganglions centraux. Sur une coupe horizontale des hémisphères, pratiquée au niveau de la face supérieure du corps calleux, on trouve dans la substance blanche de l'hémisphère droit un foyer de ramollissement, formé par la juxtaposition de trois foyers distincts, du volume d'un grain de moutarde chacun. Le foyer **total** mesure 12 millimètres de longueur 8 mm. de largeur et 3 à 4 mm. de profondeur. Sur la coupe horizontale il est situé, dans la substance blanche des circonvolutions frontales, et il n'atteint nulle part la substance grise des circonvolutions ni celle des ganglions centraux. Sur une coupe frontale pratiquée au niveau du point où la scissure de Sylvius se divise en une branche horizontale et une branche verticale, on peut voir clairement comment se comporte ce foyer vis-à-vis de la substance grise des ganglions centraux. (Pl. II. fig. 3.) Le microscope a montré dans le tissu altéré les modifications de structure que l'on observe habituellement dans le ramollissement rouge.

On sait que selon toutes probabilités, le centre moteur cortical pour le membre supérieur du côté opposé, se trouve sur le tiers moyen de la circonvolution frontale ascendante, en arrière du pied de la deuxième circonvolution frontale. Il n'est donc pas étonnant qu'une lésion limitée, intéressant à la fois des fibres appartenant au faisceau pédiculo-frontal moyen et des fibres du faisceau frontal moyen, ait donné lieu à une parésie du membre supérieur du côté opposé.

III. *Lésions du faisceau pédiculo-frontal supérieur.* — La destruction de ce faisceau, dans un cas observé par M. Lépine, a donné lieu à une hémiplégie permanente, suivie de contracture et de dégénération secondaires et à de l'épilepsie partielle. Mais il ne me paraît pas bien certain que la lésion fût exactement limitée au faisceau pédiculo-frontal supérieur. Il est même très-probable qu'elle atteignait le faisceau frontal supérieur. Dans tous les cas, ce fait, très-remarquable à certains points de vue, aurait besoin d'être confirmé par de nouvelles observations.

OBSERVATION XXXII

FOYER HÉMORRHAGIQUE INTÉRESSANT LA PARTIE POSTÉRIEURE DE LA PREMIÈRE CIRCONVOLUTION FRONTALE. — ACCÈS D'ÉPILEPSIE PARTIELLE DANS LE MEMBRE SUPÉRIEUR DU CÔTÉ OPPOSÉ (1).

Armand Catherine, 69 ans, salle Sainte-Marthe, n° 7, entrée le 27 novembre 1869 (Service de M. CHARCOT).

Cette femme avait eu, à une époque indéterminée, des étourdissements et de la céphalalgie. En 1867, hémiplégie gauche sans perte de connaissance. Retour complet du mouvement au bout de deux mois. Le 27, malaise sans perte de connaissance, puis hémiplégie complète du côté gauche, un peu de rotation de la tête. T. 38°. Le soir, on constate par moments dans les membres supérieurs gauches paralysés, de petites secousses convulsives.

Le surlendemain, on peut constater que le mouvement est en partie revenu dans le bras et un peu dans la jambe.

Le 30 au matin, attaque épileptiforme légère, sans perte de connaissance. Convulsions du membre supérieur gauche. Commissure labiale tirée à gauche, torsion des yeux. La malade qui a assisté à toutes les phases de la crise, raconte qu'elle a éprouvé pendant la nuit, plusieurs attaques semblables pendant lesquelles le membre supérieur gauche seul a été le siége de convulsions qui ont été assez fortes pour la soulever sur le lit. Elle affirme n'avoir éprouvé aucune sensation particulière dans le bras.

ETAT ACTUEL. Face tournée à gauche, sterno-mastoïdien droit tendu fortement, paralysie faciale à gauche. Rigidité du membre inférieur gauche et du membre supérieur du même côté. Les doigts de la main gauche sont crispés dans la paume de la main. A midi, courte attaque. A trois heures, nouvelle attaque qui a duré cinq minutes, accompagnée cette fois de perte de connaissance, mais la malade dit qu'elle avait, avant la perte de connaissance, sa main gauche qui commençait à s'agiter. Le soir, le membre supérieur gauche est dans l'extension.

Le lendemain, 1er novembre, il est seulement un peu raide. La raideur du cou a disparu, mais la paralysie faciale gauche est très-accentuée. Membre inférieur très-contracturé dans l'extension : cet état diminue beaucoup dans la soirée.

Le 2 décembre, au matin, la contracture apparaît de nouveau dans les muscles du cou à droite, et aussi dans les membres supérieurs et inférieurs gauches. Ces variations dans l'intensité et

____

(1) Lépine. — *De la localisation dans les maladies cérébrales,* thèse d'agrég. méd. Paris, 1875, page 33.

la localisation des contractures, continuent à se manifester
jours suivants. Apparition d'une eschare du côté gauche, au l[...]
d'élection ; en même temps, la maiade se plaint de vives doulev[...]
dans le membre du côté droit. Etat général assez bon. Intelli
gence conservée.

Jusqu'au 2 janvier, état stationnaire ; mais à partir de cette
époque jusqu'au 7 mars, époque de la mort, il se manifeste des
signes non douteux de myélite latérale double, avec prédomi-
nance à gauche, et compliquée de troubles trophiques des muscles,
des membres et de la peau.

AUTOPSIE. — *Examen de l'encéphale.* — Suffusion sanguine et
séreuse des méninges. Les artères de la base ne présentent pas
d'athérome. Quelques anévrysmes miliaires à la surface des circonvolutions.

Hémisphère droit. — A la surface pariétale de cet hémisphère,
on trouve à la partie postérieure de la circonvolution frontale
supérieure, au niveau même du point où elle s'implante sur la
circonvolution marginale antérieure, une petite dépression formée
par la substance grise corticale amincie et légèrement colorée
en jaune. Cette dépression correspond à un foyer hémorrhagique de la grosseur d'une petite noix. A la coupe, ce foyer
paraît constitué par un caillot en voie de régression, déjà sensiblement décoloré, et qui s'étend par en bas dans l'épaisseur de
la couronne rayonnante, jusqu'à un centimètre environ au-dessus
du noyau extra-ventriculaire du corps strié, lequel n'est point
touché. On rencontre, en outre, disséminés dans l'épaisseur de la
substance de ce lobe, deux ou trois foyers ocreux de très- petites
dimensions.

Hémisphère gauche. — Rien à la surface des circonvolutions.
Dans l'épaisseur de la substance blanche, petits foyers de ramollissement miliaire. De plus, au-dessus de l'insula de Reil, dans le
voisinage de l'avant-mur et intéressant la partie antérieure de la
capsule interne, on trouve un foyer ocreux considérable. Nombreux anévrysmes dans le voisinage du corps strié. *Cervelet* sain.

Protubérance et *Pédoncules.* — Sur la partie médiane de la face
inférieure du pédoncule cérébral gauche, on trouve une ligne
grise très-nette (dégénération descendante). Cependant, la moitié
correspondante de la protubérance, ne présente pas d'asymétrie
très-nette. Dans le bulbe, la pyramide antérieure du côté droit
est grise et atrophiée. Dans la moelle, on trouve une dégénération
secondaire très-nette, au lieu d'élection à droite et une teinte un
peu grise du côté opposé dans les cordons latéraux.

L'examen microscopique fit reconnaître une double dégénération descendante, plus marquée et plus ancienne à droite, plus
récente et aussi moins accusée à gauche. La substance grise présentait, en outre, des traces évidentes d'irritation par propa-
gation.

n'est pas inutile de signaler, en passant, l'existence, en constatée dans cette observation, d'une dégénération secondaire de la moelle épinière, dépendant d'une lésion limitée aux faisceaux médullaires.

IV. *Lésions des faisceaux frontal et pariétal inférieurs.* — Les troubles amenés par les lésions de ces faisceaux paraissent être surtout marqués du côté de la face, et, très-vraisemblablement, la destruction isolée des faisceaux frontal et pariétal inférieurs déterminerait une paralysie isolée de la face, avec ou sans convulsions dans les muscles paralysés.

OBSERVATION XXXIII

ABCÈS DU CERVEAU SITUÉ A LA PARTIE INFÉRIEURE DE LA CIRCONVO-
LUTION FRONTALE ASCENDANTE (1).

Un soldat français reçut, le 10 décembre 1870, un coup de feu sur le côté droit de la tête. La plaie guérit lentement, par suppuration. Le 2 février 1871, elle était en bonne voie de cicatrisation, l'os dénudé commençait à se recouvrir de bourgeons charnus : l'état général était satisfaisant. Le 4, dans la matinée, le malade se plaignit de mal de tête, et à 10 heures, il eut un accès subit de convulsions cloniques, principalement dans le domaine du facial gauche, sans perte de connaissance. Les mouvements spasmodiques étaient surtout marqués dans les muscles de la commissure labiale et de l'aile du nez : l'orbiculaire des paupières se contractait aussi très-violemment au début de l'attaque ; vers la fin, ceux de la langue, furent fortement convulsés. Cet accès dura cinq minutes ; aussitôt après, on constata une paralysie passagère, mais complète du facial gauche et de la moitié gauche de la langue. Dix minutes après la fin de l'accès, il y eut de petites secousses cloniques dans les muscles fléchisseurs des doigts de la main gauche, coïncidant avec une légère contraction des muscles du côté gauche de la face. Pendant toute la journée, la langue fut agitée de petites secousses cloniques plus marquées à gauche qu'à droite. A midi, il y eut un second accès semblable au premier, peut-être même plus fort, mais sans participation des muscles du bras. Le soir, la parésie du facial gauche avait presque complétement disparu.

---

(1) Hitzig. — *Ueber einem interessanten Abscess der Hirnrinde. Archiv. für Psychiatrie und Nervenkrankheiten,* Berlin, 1872.

Le 7, dépression des facultés intellectuelles, légère parésie des muscles innervés par la branche inférieure du facial gauche, l'œil se ferme bien, les rides du front sont moins profondes à gauche, la pointe de la langue est légèrement déviée vers la gauche, la luette est au contraire fortement dirigée vers la droite.

A 3 heures de l'après-midi, nouvel accès, auquel participent le grand pectoral gauche et les muscles abdominaux des deux côtés, le sterno-mastoïdien gauche et tous les muscles de la région sus et sous-hyoïdienne des deux côtés. Pas de mouvements dans le bras.

Le 8, à six heures et demie du matin, attaque qui dura une heure. Elle débuta par des secousses dans le visage et de la déviation des yeux, puis survinrent des contractions dans le bras gauche et la moitié gauche du thorax. Au plus fort de l'accès, quand les convulsions étaient très-violentes dans le bras gauche, on put en observer quelques-unes dans le bras droit. Pas de perte de l'intelligence. — Mort le 10.

Autopsie. — Dans le point correspondant à la plaie extérieure, la table interne du crâne est tapissée de pus épais et jaunâtre, et dans un espace du diamètre d'un florin, elle a perdu son poli et présente des rugosités saillantes. Dans toute la moitié droite du crâne, les os sont fortement hypérémiés. En ouvrant le crâne, il s'écoule par une perforation de la dure-mère qui correspond au point le plus altéré de l'os, une demi-cuillerée à bouche de pus jaune-verdâtre. Une couche épaisse de pus tapisse la face interne de la dure-mère, du côté droit. La pie-mère de la convexité de l'hémisphère droit est transformée, sauf dans son tiers postérieur, en une lame lardacée, épaisse : ses veines sont turgescentes et pleines de caillots non adhérents.

Dans le point correspondant à la perforation de la dure-mère, se trouve un abcès de 2 centimètres de diamètre. Son bord supérieur est à 65 millimètres de la ligne médiane, son bord inférieur a 23 millimètres au-dessus de la scissure de Sylvius. Il est placé en avant du sillon de Rolando, entre ce sillon et la scissure précentrale d'Ecker, dans la circonvolution centrale antérieure.

Les ventricules renferment seulement une petite quantité de liquide séreux. La substance cérébrale est parsemée de petits points hémorrhagiques, plus nombreux à droite qu'à gauche, surtout à l'union de la substance blanche et de la substance grise. La consistance du cerveau est normale ; il n'y a de ramollissement qu'au voisinage immédiat de l'abcès.

V. *Lésions des faisceaux frontal et pariétal moyens.* — Lorsque les faisceaux frontal et pariétal moyens sont seuls affectés, la paralysie paraît porter exclusivement sur les membres du côté opposé, la face étant épargnée, ainsi que le démontre l'observation suivante. Dans l'observation XXXV, il existait cependant une paralysie faciale avec occlusion incomplète des paupières du côté paralysé. Mais on remarquera que la description de la topographie de la lésion n'est pas très-précise et que son volume relativement considérable doit faire supposer qu'elle atteignait dans son développement les faisceaux frontal et pariétal inférieurs.

OBSERVATION XXXIV

ÉPILEPSIE ANCIENNE. — HÉMIPLÉGIE GAUCHE. — PETIT FOYER DE RAMOLLISSEMENT AU-DESSOUS DE LA PARTIE MOYENNE DU SILLON DE ROLANDO (1).

Mogler, 63 ans, épileptique depuis l'âge de 22 ans, est entrée à la Salpétrière en 1871. Dans une note recueillie à cette époque, on signale les particularités suivantes: embonpoint très-notable—embarras de la parole, — faiblesse générale, — pas de paralysie limitée — céphalalgie frontale fréquente, — intelligence très-affaiblie. Les attaques d'épilepsie sont devenues très-rares.

Le 25 août 1876, on apporte la malade à l'infirmerie (service de M. CHARCOT) en racontant qu'elle vient d'avoir une *espèce d'attaque*, caractérisée par un tremblement violent dans les membres du côté gauche, sans perte complète de connaissance. Au moment de son admission dans les salles de l'infirmerie, on constate que le malade a toute sa connaissance, la parole est embarrassée, traînante et rappelle celle des malades atteints de paralysie générale : perte complète de la mémoire, intelligence presque nulle. Pas de paralysie faciale appréciable, pas de déviation du visage ni de la langue. Paralysie des membres du côté gauche avec une légère contracture du membre supérieur. Reflexes et sensibilités conservés. Pupilles égales.

A partir de ce moment la malade n'a plus quitté le lit et la paralysie des membres du côté gauche a persisté jusqu'au moment de la mort qui a eu lieu le 8 janvier 1877.

AUTOPSIE. — Les artères de la base de l'encéphale sont très-athéromateuses. Les méninges s'enlèvent partout avec la plus grande facilité. Le cerveau pèse 940 grammes, les circonvolutions sont petites, amincies et séparées par des sillons plus larges qu'à

---

(1) Observation communiquée par mon collègue M. Oulmont, interne à la Salpétrière.

l'état normal. Les ventricules sont considérablement dilatés et renferment une notable quantité de sérosité citrine.

Hémisphère gauche. Sur les coupes, on trouve plusieurs petites lacunes, grosses comme des têtes d'épingles, disséminées dans la substance blanche : le corps opto-strié est sain.

Hémisphère droit. Même état de la substance blanche. En outre, au-dessous de la substance grise corticale qui recouvre le fond de la partie moyenne du sillon de Rolando, on trouve un foyer de ramollissement jaunâtre, ovoïde, à grand axe antéro-postérieur, long de 0ᵐ 02, large de 0ᵐ 01. Il est séparé de la substance grise par une couche de 0ᵐ, 002 d'épaisseur de substance blanche un peu plus jaunâtre, mais non ramollie

Dans le segment le plus interne du noyau lenticulaire, existe une tumeur arrondie, de consistance fibreuse du volume d'un pois.

Le cervelet est sain. La protubérance renferme un très-grand nombre de très-petites cavités lacunaires semblables à celles qui existaient dans le centre ovale.

OBSERVATION XXXV

ABCÈS DU CERVEAU (1).

H., 45 ans, éprouva le 29 novembre 1875, au matin des douleurs déchirantes de la région temporale gauche. Tremblement du bras droit ; difficulté d'incliner la tête sur l'épaule droite. Il essaya d'écrire, mais il ne pouvait plus trouver ses mots ou il en avait oublié la fin.

Le 2 décembre il reconnaissait son entourage, comprenait les questions et y répondait par de courtes phrases. Hémiplégie faciale droite avec occlusion incomplète de l'œil droit. Mouvements de la langue normaux ; luette déviée à gauche.

Dans la nuit du 3 au 4 décembre, les doigts de la main droite commencent à trembler, puis le tremblement s'étend au bras, la tête se renverse, les paupières s'agitent, les globes oculaires sont fortement dirigés en haut. Pendant ce temps le malade avait toute sa connaissance et faisait comprendre par signes qu'il ressentait une violente douleur dans la tempe gauche.

Le 4, aggravation, paralysie complète du bras droit. Mort le 8.

AUTOPSIE. — Abcès de la grosseur d'un œuf de poule plein de liquide épais, verdâtre, fétide, mélangé d'un peu de sang, à parois formées par une membrane conjonctive, mince, assez résistante, tomenteuse et fortement pigmentée, située au-dessous de la partie

---

(1) Malmsten. — *Hygiœa* XXXVII, 2, *Svenska Jakaresalli, forh*, p. 27, 1876, analysé in *Revue des sciences médicales*, 1877. Tome IX, p. 143.

moyenne des circonvolutions centrales antérieure et postérieure de l'hémisphère gauche. La substance cérébrale voisine était très-molle, d'une coloration blanc–jaunâtre jusqu'au corps strié. Le reste de l'encéphale avait sa consistance normale, mais était très-hypérémié. Rien à la base.

VI. *Lésions des faisceaux frontal et pariétal supérieurs.* — Je ne puis rapporter qu'une seule observation isolée de ces faisceaux, encore est-elle fort incomplète au point de vue de la description clinique. Pour avoir une idée exacte de la symptomatologie des lésions isolées de ces faisceaux, il convient d'attendre de nouvelles observations.

OBSERVATION XXXVI

HÉMIPLÉGIE GAUCHE. — CONTRACTURE SECONDAIRE. — EPILEPSIE PARTIELLE. — FOYER OCHREUX DANS LES FAISCEAUX FRONTAL ET PARIÉTAL SUPÉRIEURS.

Brunnet, âgée de 65 ans, est entrée à la Salpétrière le 6 juin 1875. Elle a été frappée d'apoplexie avec perte de connaissance le 11 février 1873. A la suite de cette attaque d'apoplexie, elle est restée hémiplégique du côte gauche, et bientôt les membres paralysés sont devenus le siége d'une forte contracture secondaire et de douleurs vives dans les jointures.

Dans le mois de septembre de la même année, elle eut une attaque épileptiforme, caractérisée par des convulsions, portant exclusivement sur la face et sur les membres du côté paralysé. La tête et les yeux se dévièrent fortement à gauche, puis des secousses convulsives apparurent dans la face et les membres du côté gauche. Cette attaque dura deux ou trois minutes et laissa après elle une céphalalgie qui persista pendant plusieurs jours.

En 1874, la malade eut une seconde attaque semblable à la première. Elle en eut deux autres en 1875 et 1876. Quelques jours avant sa mort elle eut un accès limité à la face et aux muscles des mâchoires. Mort le 10 octobre 1876.

Autopsie. — Les artères de la base de l'encéphale sont modérément athéromateuses. L'hémisphère cérébral gauche est sain : on y trouve seulement une petite lacune sous le noyau extra-ventriculaire du corps strié, au voisinage de la capsule externe. L'hémisphère droit ne présente extérieurement aucune lésion en foyer. Mais, en le retournant, il se produit au fond de la scissure calloso-marginale, juste au-dessous du lobule paracentral, une déchirure de trois centimètres de long, qui met à découvert un

vieux foyer ochreux, du volume d'une grosse amande, siégeant
dans le centre ovale et s'étendant du pied de la première circonvolution frontale au pied du lobule pariétal supérieur, en passant
au-dessous de l'extrémité supérieure des deux circonvolutions
ascendantes. Les faisceaux frontal et pariétal supérieurs sont
ainsi coupés par la lésion (Pl. II, *fig*. 4) au-dessus de laquelle la
substance blanche de ces faisceaux a une coloration jaunâtre
diffuse.

La substance grise du lobule paracentral est parfaitement
saine. Couche optique normale. Dans le noyau lenticulaire existe
une petite lacune du volume d'un grain d'avoine.

La capsule interne du côté droit est moins large que celle du
côté gauche, et en examinant sa substance au microscope, on y
trouve quelques corps granuleux disséminés au milieu des fibres
saines.

Dans toute la hauteur de la moelle, on constate une teinte grisâtre de la partie postérieure du cordon latéral gauche.

Dans une observation, publiée par M. de Beurmann (1), il
existait un caillot récent du volume d'une noix dans le faisceau pariétal supérieur. Cette lésion avait donné lieu à une
hémiplégie droite complète (face et membres), avec une contracture très-légère et peu durable des muscles de l'avant-
bras, et à des attaques d'épilepsie partielle caractérisées par
des secousses se succédant rapidement et isolément dans les
différents muscles du bras, de la jambe et de la nuque du
côté droit, les muscles de la face et des yeux ne participant
pas aux convulsions.

VII. *Lésions des faisceaux pédiculo-pariétaux*. — Je
ne connais pas encore d'exemple de lésion isolée du faisceau
pédiculo-pariétal inférieur. En revanche, je dois à l'obligeance
de mon collègue et ami, M. Colson, l'observation suivante qui
paraît démontrer que le faisceau pédiculo-pariétal supérieur
ne fait pas partie de l'appareil cérébral affecté à la production des mouvements volontaires.

____

(1) De Beurmann. — *Bulletins de la Société anatomique*, 1876, page
251.

OBSERVATION XXXVII

BRONCHITE CHRONIQUE. — ACCIDENTS CÉRÉBRAUX MAL DÉFINIS. — AB-
SENCE DE PARALYSIE. — AUTOPSIE. — ABCÈS MULTIPLES DE L'ENCÉ-
PHALE.

Mougin Georges, 58 ans, entré à l'hôpital Cochin le 3 avril
1877 pour y être traité d'un ténia et d'une bronchite chronique
généralisée. Il n'a jamais eu de troubles cérébraux ni de paralysie. Le 11 avril, pendant la journée, il se promène dans les
cours de l'hôpital et se trouve très-bien. Le soir, au moment de
dîner, il se plaint de mal de tête ; il a des envies de vomir. On le
fait coucher et il s'endort presqu'immédiatement. Quelques
heures plus tard on le trouve couvert de sueurs abondantes : il a
l'air hébété, il comprend ce qu'on lui dit, mais ne peut y répondre. Il n'a pas de paralysie des membres, il peut marcher seul, et
la force musculaire est égale dans les deux mains. Pas de déviation de la face ni de la langue. Pas de troubles de la sensibilité.

Le 12, l'aphasie a disparu ; le malade se rappelle parfaitement
que hier soir la mémoire des mots lui faisait totalement défaut.
Il n'a pas de paralysie et dans la journée il lit son journal et se
promène sans traîner la jambe. Les jours suivants, les phénomènes de congestion pulmonaire deviennent très-intenses et la
mort a lieu le 16 avril sans qu'on ait noté la moindre trace d'hé
miplégie.

AUTOPSIE. — On trouva des lésions très-complexes que je me
contenterai d'énumérer. Il y avait un abcès gros comme une noisette au centre de chaque hémisphère du cervelet. Les méninges
et l'écorce du cerveau étaient saines. Sur des coupes on mit à
découvert un abcès du volume d'une noix dans les faisceaux préfrontaux du côté droit. Un second abcès du même volume existait dans les faisceaux occipitaux du côté gauche. Enfin, dans le
faisceau pédiculo-pariétal du même côté, se trouvait un abcès du
volume d'une noisette, arrondi, recouvert immédiatement par la
substance grise inaltérée du pied du lobule pariétal supérieur.
Ces abcès contenaient un pus filant, épais, verdâtre, non fétide.

On ne trouva pas d'altération des os du crâne ni des oreilles,
qui pût expliquer la production de ces abcès.

En résumé, les lésions isolées des différents faisceaux de
fibres médullaires qui entrent dans la composition de la région
fronto-pariétale du cerveau, paraissent donner lieu à des troubles variables suivant le siége qu'elles occupent, et quoique

le nombre des bonnes observations soit encore fort restreint, on peut déjà considérer comme très-probable que les altérations destructives limitées de ces faisceaux, déterminent des symptômes identiques à ceux que provoquent les lésions destructives limitées des parties correspondantes des circonvolutions.

Ainsi les lésions du faisceau pédiculo-frontal inférieur gauche, donnent lieu à de l'aphasie, comme la destruction de la substance grise du pied de la troisième circonvolution frontale gauche; les lésions des faisceaux frontal et pariétal inférieurs donnent lieu à des troubles de la motilité de la face comme celles du tiers inférieur des circonvolutions ascendantes; enfin, les lésions des faisceaux frontal et pariétal moyen et supérieur provoquent des paralysies dans les membres du côté opposé comme les lésions des deux tiers supérieurs des circonvolutions ascendantes. Il ne me paraît pas possible pour le moment de pousser plus loin l'analyse. Il convient, pour achever ce travail, d'attendre des documents plus précis et plus nombreux que ceux dont nous pouvons disposer aujourd'hui.

CHAPITRE V

Analyse des symptômes déterminés par les lésions du centre ovale.

I. — Des Lésions latentes.

Tous les auteurs qui se sont occupés avec quelque attention des maladies du cerveau ont été frappés de rencontrer quelquefois, dans les autopsies, des lésions profondes, des désorganisations étendues des hémisphères cérébraux, qui n'avaient donné lieu, pendant la vie, à aucun symptôme précis.

« On ne croira peut-être pas aisément, dit J.-L. Petit (1), qu'un épanchement de sang dans la substance même du cerveau, puisse y subsister plusieurs mois sans causer de fâcheux accidents, mais l'observation qui nous surprend tous les jours par des faits plus étonnants les uns que les autres, prouve la possibilité de celui-ci. »

Les cas de ce genre sont loin d'être rares et naturellement on a cherché à les expliquer.

Lallemand attribuait l'absence de symptômes au développement très-lent des lésions : « On sait, dit-il, que des altérations profondes peuvent se développer dans le cerveau, pourvu que ce soit avec une extrême lenteur, sans se manifester au dehors par des phénomènes en rapport avec la gravité du mal (2).

Durand-Fardel accepte la même explication (3).

---

(1) J.-L. Petit. — *Traité des maladies chirurgicales et des opérations qui leur conviennent.* (Paris, 1740, tome I, p. 99).

(2) Lallemand.— *Recherches anatomico-pathologiques sur l'encéphale et ses dépendances.* Paris 1820, préface, page VII.

(3) Durand-Fardel. — *Traité du ramollissement du cerveau.* Paris, 1843, page 374.

D'après Gull, pour qu'une lésion du cerveau reste latente, il faut qu'elle se soit développée lentement, qu'elle soit située en dehors du corps opto-strié, et que la substance qui l'environne ne soit pas enflammée (1).

M. Bouillaud, qui a appliqué à l'étude des maladies du cerveau une admirable sagacité, paraît avoir très-bien compris la raison de la *latence* de certaines lésions cérébrales. « Le cerveau, dit-il, est un composé de parties qui remplissent des rôles différents et par conséquent les symptômes de ses maladies varient suivant qu'elles siégent sur telle ou telle de ses parties. » Et plus loin, il ajoute : « Il est certaines parties du cerveau dont la lésion ne produit point de paralysie. Ce sont celles qui ne sont aucunement en communication directe avec la moëlle spinale, telles que le corps calleux, le septum lucidum et la voûte à trois piliers. (2) »

Malheureusement, M. Bouillaud ne tira pas de ces principes les conséquences qu'ils renfermaient, et guidé par des idées physiologiques erronées, il admit avec MM. Foville et Pinel Grandchamp que la substance blanche était le centre de la motilité volontaire et que les lésions isolées de la substance grise n'influaient pas d'une manière directe et immédiate sur les mouvements des membres.

Enfin, dans des travaux plus récents et très-justement estimés, on trouve formulée cette opinion que ce sont les lésions du centre ovale qui restent plus spécialement latentes. « Le centre ovale, dit M. le professeur Potain, est de toutes les parties du cerveau celle où les lésions restent

---

(1) « The latency of cerebral abscess seems explicable by the combination of several facts. It is generally seated in the substance of the hemisphere where it is known that extensive disorganization may go on without any indication, provided the corpora striata, thalami optici, and other central parts be not involved : the cerebrum and cerebellum appearing to have, like other organs, a surplusage not required on ordinary occasions. Encysted abscess probably forms slowly, and does not so much destroy as compress parts, and when the compression is gradual and uniform, there is a yielding which upon a certain point is compatible with function. In many instances even at last it is not the abscess itself wich occasions the symptoms, but the reactive inflammation around it. » (Gull. — *On abscess of the Brain.* In *Guy's Hospital Reports*, 1857, page 263.)

(2) Bouillaud. — *Traité de l'encéphalite.* Paris 1825, pages 132 et 297.

le plus aisément à l'état latent, précisément sans doute, parce que, composée exclusivement des fibres conductrices, médiocrement vasculaire et peu excitable, cette partie réagit moins que toutes les autres et parce que les fibres peuvent y être écartées, refoulées lentement, sans qu'il se produise un trop grand dérangement dans leur conductibilité. Quand ces affections se généralisent soit à la surface, soit aussi dans l'épaisseur des hémisphères, elles donnent toujours lieu à des symptômes plus ou moins accusés suivant l'étendue et l'intensité de la lésion (1). »

La même idée est développée par MM. Jaccoud et Hallopeau (2). D'après ces observateurs la substance blanche intra-hémisphérique, les parties blanches commissurales présenteraient une remarquable tolérance, de telle sorte que des hémorrhagies considérables, des abcès pourraient s'y produire sans donner lieu à aucun trouble significatif.

Les progrès récemment accomplis dans la domaine de la physiologie et de la pathologie cérébrales ne permettent pas d'adopter ces explications.

Il paraît, en effet, parfaitement établi que la diversité de la symptomatologie des altérations du cerveau tient surtout à la différence de siége de ces altérations.

En ce qui concerne le centre ovale, il résulte des faits exposés dans les chapitres précédents, que la substance blanche intra-hémisphérique n'est pas fonctionnellement homogène, que les lésions des faisceaux fronto-pariétaux déterminent seuls des troubles graves et permanents de la motilité et que les lésions des faisceaux préfrontaux, sphénoïdaux et occipitaux ne donnent lieu à aucun trouble des mouvements volontaires. Elles ne se traduisent pendant la vie que par des symptômes vagues, mal définis, de la céphalalgie, des vomissements, de l'hébétude, de la somnolence. Souvent les accidents sont des plus légers, puis tout-à-coup une mort rapide, imprévue, dont la raison physiologique est encore à donner,

---

(1) Potain. — Article *Cerveau* (Pathologie) du *Dictionnaire encyclopédique des sciences médicales.* Tome XIV, page 248.
(2) Jaccoud et Hallopeau. — Article *Tumeurs de l'encéphale*, du *Dictionnaire de médecine et de chirurgie pratiques.* Tome XIII, page 171.

termine brusquement la scène. A l'autopsie on est tout surpris de trouver une grave lésion du cerveau, un abcès ou une tumeur d'un volume relativement considérable.

On dit dans ces cas que la lésion est restée latente. En réalité elle a donné lieu à divers accidents, et elle a fini par causer la mort ; seulement les symptômes qu'elle a produits étaient si vagues, si peu importants en apparence qu'ils n'ont pas éveillé l'attention du médecin et n'ont pu fixer son diagnostic.

Il n'y a donc pas à proprement parler de lésions cérébrales latentes. Il y a des lésions qui provoquent des symptômes nets, faciles à constater tels que la paralysie, les convulsions, les contractures et d'autres qui ne s'annoncent que par des symptômes mal définis tels que des vertiges, des éblouissements, de la céphalalgie, etc.: les premières atteignent constamment la région fronto-pariétale des hémisphères cérébraux, les secondes siégent toujours dans les régions préfrontale, sphénoïdale ou occipitale (1).

II. — De l'aphasie.

L'aphasie est habituellement la conséquence d'altérations portant sur la substance grise corticale du pied de la troisième circonvolution frontale gauche (Broca). Mais elle peut aussi résulter de lésions isolées du centre ovale (2) ; et les faits que j'ai rapportés précédemment démontrent qu'il en est ainsi lorsque le faisceau pédiculo-frontal inférieur du côté gauche est le siége d'une désorganisation un peu étendue.

Les fibres contenues dans ce faisceau sont, en effet, destinées à assurer les communications entre le centre cortical

---

(1) Je devrais, pour être complet, chercher à déterminer la condition de l'apparition des vertiges, des vomissements, des troubles de la sensibilité, de la somnolence, etc., dans les cas de lésions du centre ovale. Mais je n'aurais rien à ajouter à ce que nous enseignent à ce sujet tous les ouvrages relatifs à la pathologie cérébrale, et je préfère me borner à l'étude des troubles de la motilité volontaire et de l'aphasie sur lesquels nous possédons déjà des documents importants.

(2) Voir les observations XVIII, XIX, XXI, XXV, XXVI, XXVII, XXVIII, XXXVIII, XXXIX, XL, XCVIII, et CV de ce travail.

renfermé dans le pied de la troisième circonvolution frontale et la périphérie : si ces fibres sont détruites les voies de communication sont interrompues et la section des conducteurs équivaut à la destruction du centre.

Il importe donc, dans les cas où l'aphasie ayant été nettement constatée pendant la vie, on ne trouve cependant à l'autopsie aucune modification appréciable dans la couleur ni dans la consistance de l'écorce du pied de la troisième circonvolution frontale gauche, de vérifier l'état dans lequel se trouve le faisceau pédiculo-frontal sous-jacent. Il se peut qu'une grosse lésion du lobe pariétal se termine en pointe dans ce faisceau : et si l'on n'étudie pas avec le plus grand soin la topographie des altérations, on sera exposé à ne voir que la partie la plus grossière des lésions et à considérer comme contradictoire un fait qui, mieux observé, aurait au contraire confirmé les lois de la localisation de l'aphasie. Le cas suivant est fort instructif à ce point de vue. Une femme est frappée d'hémiplégie droite et d'aphasie, et meurt quelques jours après. A l'autopsie on constate que la substance grise de la troisième circonvolution frontale gauche est dans un état d'intégrité parfaite. On pratique des coupes sur l'hémisphère correspondant et l'on trouve au centre du lobe pariétal un ramollissement blanc, diffus, sans limites précises.

Si l'examen n'avait pas été poussé plus loin on aurait pu considérer ce cas comme un exemple d'aphasie sans altération de la circonvolution de Broca, et son histoire grossirait peut-être aujourd'hui le nombre des observations tronquées et incomplètes que certaines personnes opposent avec tant de complaisance aux défenseurs des localisations cérébrales.

Mais il n'en a pas été ainsi et le microscope a montré que la substance blanche du faisceau pédiculo-frontal inférieur était profondément désorganisée.

OBSERVATION XXXVIII

RAMOLLISSEMENT DU CENTRE OVALE, S'ÉTENDANT JUSQUE DANS LE FAISCEAU PÉDICULO-FRONTAL INFÉRIEUR DU CÔTÉ GAUCHE. — HÉMIPLÉGIE DROITE. — APHASIE (1). *Résumé.*

Legall, âgée de 66 ans, habituellement bien portante, éprouve le 22 novembre 1875, une sensation d'engourdissement dans les membres du côté droit. Peu à peu cette sensation augmente, et sans que la malade ait perdu connaissance, elle se transforme en une hémiplégie droite complète, avec embarras, puis perte de la parole.

A l'entrée de la malade à l'hôpital (27 novembre 1875), on constate une hémiplégie flaccide, portant à la fois sur les membres du côté droit et sur la moitié droite de la face. Pas de rotation de la tête ni de déviation conjuguée des yeux. La malade entend et comprend ce qu'on lui dit, elle regarde ce qui se passe autour d'elle, mais elle ne peut prononcer aucun son articulé intelligible.

Jusqu'au moment de la mort, qui a eu lieu le 5 décembre, on ne lui a entendu prononcer que les mots *aïe*, *aïe*, *aïe* et *oh ! mon Dieu !*

AUTOPSIE.— On s'attendait à trouver un ramollissement cortical du domaine de la sylvienne. On rencontra les lésions suivantes : *Méninges cérébrales* saines, non adhérentes. Sur le lobule du *pli-courbe*, et sur le lobule pariétal supérieur du côté gauche, on trouve deux petites plaques jaunes de quatre millimètres de diamètre. Partout ailleurs la substance grise corticale est tout-à-fait saine.

Un examen attentif de la surface de la troisième circonvolution frontale ne permet de reconnaître aucune altération appréciable de cette circonvolution.

Sur des coupes transversales de l'hémisphère gauche, on trouve un ramollissement central, diffus, occupant la substance blanche du lobe pariétal, et ne correspondant à aucun département vasculaire anatomiquement déterminé. Les bords mal limités se continuent sans ligne de démarcation distincte avec le tissu cérébral voisin. La coloration des parties ramollies est blanche, avec un léger reflet bleuâtre ; leur consistance est molle, tremblotante, mais elles ne sont pas diffluentes ; elles se dissocient même assez difficilement sous un filet d'eau.

---

(1) J'ai communiqué cette observation à la *Société de Biologie* (séance du 15 janvier 1876). Elle a été publiée *in-extenso*, dans la *Gazette médicale de Paris*, 1876, p. 474.

Pour se faire une idée exacte de l'étendue de la lésion, il est nécessaire de s'aider du microscope et de déterminer par des examens nombreux, les limites de la région dans laquelle il existe une grande quantité de corps granuleux. En procédant ainsi, on trouve que le ramollissement se prolonge en avant jusque dans la substance blanche du pied de la troisième circonvolution frontale. (Voy. Pl. II, *fig.* 2.). En arrière, il se termine en pointe à deux centimètres au-delà de l'extrémité postérieure de la couche optique. Sa forme est irrégulière, ovoïde, et dans sa plus grande largeur, vers la partie moyenne du lobe pariétal, il mesure 3 à 4 centimètres de diamètre.

La substance grise des circonvolutions, au-dessus du ramollissement, ne présente aucune altération histologique appréciable. Le corps opto-strié, le lobe sphénoïdal, le lobe occipital sont sains. Il en est de même de tout l'hémisphère droit.

Le faisceau pédiculo-frontal inférieur peut encore être atteint secondairement dans certains cas de lésions centrales qui, d'ordinaire, ne donnent pas lieu à de l'aphasie. Les faits de ce genre méritent de nous arrêter un instant.

Les hémorrhagies cérébrales et les ramollissements centraux siégent le plus souvent dans la région de l'avant-mur et de la capsule externe, immédiatement en dehors du noyau lenticulaire. Or, il suffit de jeter un coup d'œil sur les figures 3, 4 et 5 de la planche I, pour voir combien cette région est voisine des faisceaux inférieurs du centre ovale.

Supposons une lésion de ce genre située à la partie antérieure de l'avant-mur, il suffira qu'elle dépasse de quelques millimètres seulement le bord supérieur du noyau lenticulaire pour qu'elle rompe les fibres du faisceau pédiculo-frontal inférieur (1) et détermine de l'aphasie.

Les faits suivant démontrent que je n'émets pas là une simple hypothèse.

---

(1) Voir : Charcot. — *Leçons sur les localisations dans les maladies du cerveau,* 1876, *Fig.* 24, page 103. — Le trait rouge (13) placé dans la *fig.* 3 de la planche II de notre travail montre comment le faisceau pédiculo-frontal est atteint par une lésion de la région de l'avant-mur s'étendant en hauteur au-dessus du bord supérieur du noyau lenticulaire.

OBSERVATION XXXIX

HÉMIPLÉGIE DROITE APHASIE TEMPORAIRE. — RAMOLLISSEMENT A LA RÉGION DE L'AVANT-MUR REMONTANT JUSQU'AUX FAISCEAUX PÉDICULO-FRONTAUX.

La nommée Borda, âgée de 65 ans, s'était couchée le 24 mai 1873, sans rien éprouver d'anormal. Le lendemain matin, à 7 heures, quand elle se réveilla, elle était étendue au pied de son lit, paralysée de tout le côté droit et complétement privée de la parole. Pendant une quinzaine de jours, elle ne put prononcer un seul mot. Pendant les six mois suivants elle ne put articuler que quelques monosyllabes. Enfin au bout de ce temps la parole est peu à peu revenue.

Placée à la Salpétrière en 1875 (service de M. CHARCOT) elle est dans l'état suivant : hémiplégie droite (face et membres), avec contracture secondaire très-forte, sensibilités conservées. Elle peut exprimer sa pensée par la parole, mais il lui arrive souvent d'hésiter avant de prononcer certains mots et d'être obligée de faire un véritable effort pour y arriver. Mort le 2 décembre 1876.

AUTOPSIE. — On trouve l'hémisphère droit parfaitement sain. La surface de l'hémisphère gauche paraît normale. On y trouve cependant deux taches jaunes de 1 centimètre de diamètre très-superficielles, n'atteignant pas toute l'épaisseur de la substance grise corticale et siégeant, l'une sur la partie moyenne de la première circonvolution temporale, l'autre à la base des deuxième et troisième digitations du lobule de l'insula. La substance grise de la troisième circonvolution frontale est parfaitement normale. Sur des coupes transversales de cet hémisphère, on trouve un ancien foyer de ramollissement jaune, celluleux, situé en dehors du corps opto-strié. Ce foyer a détruit l'avant-mur, la capsule externe et une partie du noyau lenticulaire. Sur les coupes *frontale* et *pariétale* il s'élève au-dessus des noyaux centraux en coupant les faisceaux correspondants du centre ovale, au voisinage de leur entrée dans la capsule interne. Sur la coupe pédiculo-frontale on voit qu'il a coupé le faisceau pédiculo-frontal inférieur, et la moitié inférieure du pédiculo-frontal moyen.

Dégénération secondaire très-nette dans le pédoncule cérébral le bulbe et la moelle.

On pourrait supposer que dans les cas où l'aphasie est le résultat d'une lésion isolée du centre ovale, la substance grise corticale de la troisième circonvolution frontale gauche restant intacte, des suppléances s'établissent plus facilement

que dans les cas où le centre cortical lui-même est détruit.
Mais rien ne justifie cette supposition, et les faits tendent au
contraire à démontrer que quand le faisceau pédiculo-frontal
inférieur du côté gauche est coupé dans toute son épaisseur,
l'aphasie est complète et persiste pendant plusieurs années
malgré l'intégrité de la substance grise correspondante.
L'observation suivante est très-instructive à ce point de
vue.

OBSERVATION XL

HÉMIPLÉGIE DROITE ; APHASIE PERSISTANTE. — FOYER OCREUX, SIÉ-
GEANT DANS LA RÉGION DE L'AVANT-MUR ET ATTEIGNANT LE FAISCEAU
PÉDICULO-FRONTAL INFÉRIEUR DU CÔTÉ GAUCHE (1). (*Résumé.*)

Mougin Elisa, âgée de 67 ans, est entrée à la Salpétrière le
16 septembre 1874 (service de M. Charcot). Au moment de son
admission, on constate une hémiplégie droite avec aphasie : on
ne peut obtenir aucun renseignement sur ses antécédents ni sur
le début de la maladie.

En janvier 1876 on note les particularités suivantes : Hémiplégie
du côté droit (face et membres), avec contracture secondaire dans
les membres paralysés; sensibilité conservée. — Aphasie complète : la malade ne peut répondre que par les syllabes *ten, ten,
ten* : quelquefois elle prononce le mot *oui*. Si on lui dit de tirer la
langue, elle ouvre la bouche, mais malgré ses efforts la langue
reste appliquée sur le plancher buccal. Elle suit avec attention
ce qui se passe autour d'elle et paraît comprendre assez bien ce
qu'on fait et ce qu'on dit. Elle gémit et pleure facilement. Mort
le 16 avril 1877, l'aphasie ayant persisté avec les mêmes caractères jusqu'au dernier jour.

Autopsie. — Méninges saines sans adhérences. La substance
grise corticale paraît normale, excepté au niveau du lobe occipital
du côté gauche où l'on trouve une petite plaque jaune de 2 à 3
millimètres de diamètre. Les ventricules latéraux sont dilatés et
remplis de sérosité citrine. Sur les coupes, l'*hémisphère droit*
paraît parfaitement sain.

Hémisphère gauche. Sur la moitié antérieure de la paroi
externe du ventricule latéral, l'épendyme est flétri, ridé, et présente une coloration jaune-brunâtre. Sur des coupes verticales
et parallèles au sillon de Rolando, on constate qu'il existe un

---

(1) Observation communiquée par M. Oulmont à la *Société anatomique*,
séance du 27 avril 1877.

foyer ocreux à parois celluleuses, siégeant dans la région de l'avant-mur et de la capsule externe. Ce foyer a séparé la partie antérieure du corps strié des circonvolutions de l'insula. Sur la coupe, passant en avant de la circonvolution frontale, on constate que ce foyer coupe entièrement le faisceau pédiculo-frontal inférieur et s'étend même dans le faisceau pédiculo-frontal moyen. Sclérose descendante du faisceau latéral droit de la moelle.

En résumé : 1° L'aphasie permanente peut être le résultat d'une lésion isolée du centre ovale, la substance grise de la troisième circonvolution frontale restant parfaitement intacte.

2° Pour qu'une lésion du centre ovale détermine de l'aphasie, il faut qu'elle atteigne, primitivement ou secondairement, le faisceau pédiculo-frontal inférieur du côté gauche, dans un point quelconque de son étendue.

III. — De la paralysie.

La paralysie, dans les lésions du centre ovale, est le résultat de la suppression de fonction des fibres qui se rendent de l'expansion pédonculaire à la zone motrice corticale. Toute lésion du centre ovale qui interrompt la continuité de ces fibres détermine une paralysie permanente.

Pendant longtemps on a cru que les lésions de la substance blanche ne pouvaient pas produire directement de paralysie des mouvements volontaires.

L'origine de cette opinion remonte à Willis. D'après cet auteur le corps calleux et ses irradiations dans les hémisphères servaient de résidence aux esprits animaux : les lésions de ces parties donnaient lieu aux vertiges, à l'apoplexie, à l'épilepsie, mais non à la paralysie : celle-ci était la conséquence des lésions du corps strié, de la couche optique ou de la moelle allongée.

Les idées de Willis sur la pathogénie de la paralysie étaient encore adoptées, il y a à peine quelques années, par un très-grand nombre de cliniciens, par Todd (1), par Niemeyer (2) etc.

Foville et Pinel Grandchamp (3) pensaient au contraire que la substance blanche était l'organe central de la motilité volontaire et que les paralysies d'origine cérébrale étaient la conséquence directe de ses altérations.

Conçue dans des termes aussi généraux, cette opinion est inexacte. Mais il n'est pas douteux que certaines lésions isolées du centre ovale puissent déterminer par elles-mêmes des paralysies du mouvement volontaire, quand elles interrompent la continuité des fibres qui réunissent le zone motrice corticale à l'expansion pédonculaire.

Ces paralysies sont croisées, c'est-à-dire qu'elles siégent sur le côté du corps opposé à l'hémisphère lésé, et jusqu'à présent on ne connaît aucun caractère clinique qui puisse les faire distinguer des paralysies d'origine corticale. Dans les deux cas, si la lésion est étendue, on observe une hémiplégie complète, si la lésion est limitée elle se traduit par des paralysies isolées de la face ou des membres (monoplégies.)

Ces paralysies sont permanentes, incurables. Serres croyait que lorsque la substance blanche cérébrale avait été détruite en un point, la paralysie qui en était la conséquence pouvait guérir par suite de la reproduction des fibres nerveuses. Cette opinion n'a, *à priori*, rien d'invraisemblable. Nous savons, en effet, que les fibres nerveuses périphériques, séparées de leur centre trophique, peuvent, après avoir suivi les phases ordinaires de la dégénération, se régénérer, se reproduire et reprendre leurs propriétés momentanément perdues. Mais jusqu'à présent, aucun fait clinique positif, aucune observation histologique directe ne démontrent que les choses se passent ainsi dans les fibres des centres nerveux.

---

(1) « A clot or an abscess or a tumour in the middle of the centrum ovale, will not produce paralysis, if it do not cause pressure or interfere materially with any of the fibres of the corpus striatum. » (Todd.— *Clinical lectures,* 2ᵉ édition, Londres, 1861, page 625.)

(2) Niemeyer.— *Eléments de pathologie interne,* traduits par MM. Culman et Sengel, t. II. p. 206.

(3) Foville et Pinel Grandchamp. — *Sur le siége spécial des différentes fonctions du système nerveux,* 1823.

Il est déjà établi depuis longtemps que les altérations destructives de la capsule interne donnent lieu à des paralysies incurables. On peut dire aujourd'hui que toutes les fois que les fibres pédonculaires motrices sont détruites, soit dans la capsule interne, soit dans leur trajet intra-hémisphérique, il en résulte une paralysie permanente et incurable.

IV. — De la contracture primitive.

La contracture primitive est un phénomène assez fréquent dans les lésions cérébrales, et son étude mériterait d'être faite avec plus de détails qu'on ne lui en accorde généralement. Elle ne présente pas toujours les mêmes caractères cliniques, et vraisemblablement elle peut résulter de lésions variées siégeant les unes dans le cerveau proprement dit, les autres dans les pédoncules cérébraux ou la protubérance. Tantôt les membres contracturés sont en même temps le siége d'une paralysie absolue, tantôt au contraire le malade peut exécuter encore, malgré la rigidité des muscles, des mouvements volontaires assez étendus. Enfin, dans certains cas, la contracture paraît être le résultat d'une excitabilité réflexe exagérée : dans les cas de ce genre, le membre reposant sur le lit, ses muscles sont dans le relâchement complet, mais aussitôt qu'on essaie de lui imprimer des mouvements, on ressent une résistance brusque, causée par une sorte de contraction musculaire automatique.

On a expliqué pendant longtemps l'apparition de la contracture, dans les maladies du cerveau, par l'inflammation de la pulpe cérébrale. « La contracture des membres, dit Andral, peut se présenter comme complication et elle dépend de ce que la pulpe du cerveau qui entoure l'hémorrhagie est irritée et enflammée soit par le contact du caillot, soit par une inflammation des méninges, qui porte aussi son influence sur la pulpe nerveuse. On peut aussi observer des convulsions qui sont sous la dépendance des mêmes causes (1). »

---

(1) Andral. — *Cours de pathologie interne,* tome III, page 101.

C'était aussi l'opinion de Gendrin (1) de Todd (2), etc., soutenue tout récemment encore par M. Onimus (3).

Sans rejeter absolument l'idée que la contracture pouvait tenir à l'inflammation de la pulpe cérébrale, Boudet et M. Durand-Fardel ont fait observer que dans les hémorrhagies cérébrales la contracture primitive était la conséquence habituelle de l'ouverture du foyer dans les ventricules ou sous les méninges. « Toutes les fois, dit Boudet, que la pulpe cérébrale est affectée seule dans une hémorrhagie, tant qu'il n'y a pas d'inflammation autour du foyer, il ne se manifeste pas de contracture. Toutes les fois qu'à une lésion de la pulpe cérébrale se joint une rupture des parois des ventricules et un épanchement de sang dans ces cavités ou à la surface du cerveau il survient de la contracture (4). »

Tout en développant ces conclusions et en leur apportant l'appui de faits nouveaux, M. Durand-Fardel n'osa pas leur conserver une forme aussi absolue (5). Il rapporte, en effet, dans son mémoire, trois cas d'inondation ventriculaire sans contracture et quatre observations d'hémorrhagies à foyers fermés, siégeant dans la pulpe du cerveau et accompagnées de contracture. Malgré les réserves de M. Durand-Fardel, les idées de Boudet sont restées dans la science et sont aujourd'hui considérées par presque tout le monde comme étant l'expression exacte des faits.

Les choses sont, je crois, beaucoup plus complexes. Il y a, en

---

(1) « La paralysie avec relâchement des muscles paralysés, appartient à la présence d'un foyer hémorrhagique dans l'encéphale. La paralysie avec contracture indique l'existence d'un foyer d'inflammation primitif ou consécutif à l'hémorrhagie » Gendrin, *Traité phil. de méd. pat.* tome I, page 583.

(2) « This rigidity, according to my experience, if it supervene early in the paralytic seizure, or simultaneously with the paralysis indicates irritative disease within the cranium. » Todd. — *Clinical lectures,* 2 édit., Londres 1861, page 626.

(3) « En somme toute cause qui détermine de l'encéphalite provoque également des phénomènes de contracture et cela se conçoit si aisément que nous ne croyons pas devoir insister sur ces faits. » Onimus. — Art. *Contracture du Dict. encyclopédique des sciences médicales,* tome XX, page 76.

(4) Boudet. — *Mémoire sur l'hémorrhagie des méninges,* 1839.

(5) Durand-Fardel. — *De la contracture dans l'hémorrhagie cérébrale, Arch. gén. de méd.,* juillet 1843, 4e série, tome II, page 300.

effet, des hémorrhagies sous méningées sans contracture et d'autres avec contracture. Il y a des hémorrhagies du centre ovale sans contracture et d'autres avec contracture. Il y a enfin des inondations ventriculaires sans contracture et d'autres avec contracture. A quoi tiennent ces différences?

Relativement à l'écorce il n'y a de contracture que lorsque la lésion intéresse la zone motrice corticale, et, selon toutes probabilités, la contracture ne tient pas alors à l'irritation des méninges mais bien à l'irritation de la substance grise de la zone excitable du cerveau.

Relativement aux hémorrhagies du centre ovale, on peut dire qu'elles ne donnent jamais lieu à de la contracture quand elles siégent dans les faisceaux préfrontaux sphénoïdaux ou occipitaux. Mais la contracture s'observe assez fréquemment quand les altérations occupent les faisceaux fronto-pariétaux. J'en ai déjà rapporté quelques exemples, en voici deux nouveaux qui ne peuvent laisser aucun doute à ce sujet.

OBSERVATION XLI

HÉMORRHAGIE DU CENTRE OVALE. — APOPLEXIE. — CONTRACTURE PUIS FLACCIDITÉ DES MEMBRES. — AUTOPSIE.

Gallois, âgée de 68 ans, admise à la Salpétrière comme indigente, jouissait habituellement d'une bonne santé. Dans la journée du 6 décembre, elle se leva comme à l'ordinaire et se rendit au réfectoire à l'heure habituelle du dîner. Elle se plaignait cependant, à ce moment, d'avoir des malaises et d'être comme étourdie. A 7 heures 1/2 du soir, elle perdit tout à coup connaissance, on la transporta aussitôt à l'infirmerie (service de M. CHARCOT) où on la trouve dans l'état suivant.

La malade est étendue sur le dos: les yeux sont entr'ouverts, la face est dirigée directement en avant, mais les deux yeux sont dirigés vers le côté gauche : la pupille droite est plus dilatée que la gauche: toutes deux se contractent sous l'influence de la lumière. Perte complète de connaissance : la malade ne paraît pas entendre ce qu'on lui dit, elle ne répond pas aux questions qu'on lui pose. Pouls régulier 100. Temp. rect. 37° 1.

La bouche est déviée, entraînée vers la gauche : le sillon naso-labial et les plis péri-labiaux du côté droit sont effacés. — La mâchoire est fermée et il est difficile d'ouvrir la bouche de la malade.

Elle ne déglutit pas les liquides qu'on introduit entre ses dents.
Pas de contracture des sterno-mastoïdiens.

Membres supérieurs. — La malade exécute quelques mouvements volontaires ou automatiques avec le membre supérieur gauche: elle ramène ses draps et sa chemise sur les parties découvertes: les doigts et le poignet sont flaccides mais le coude et l'épaule présentent une rigidité notable. Quand on soulève ce membre, il revient lentement à sa position primitive.

Le membre supérieur droit, soulevé, retombe vivement sur le lit comme s'il était mû par un ressort; rigidité très-forte au coude et à l'épaule, moins forte au poignet et nulle à la main.

Les membres inférieurs sont le siége d'une forte rigidité : les deux membres, soulevés, retombent comme des ressorts énergiquement bridés. Toutefois la rigidité est beaucoup plus marquée du côté gauche que du côté droit.

La température des membres est sensiblement égale des deux côtés. Le pincement provoque partout des mouvements de recul. — Pas de convulsions. — Vomissements.

En résumé, rotation des yeux vers la gauche, contracture des quatre membres plus marquée dans le membre supérieur droit et dans le membre inférieur gauche.

Le 7 décembre. Même état. Déviation des yeux vers la gauche. Pas de rotation de la tête. Sensibilité et contracture comme hier. — Les membres du côté droit sont sensiblement plus chauds que ceux du côté gauche.

Quelques mouvements spontanés de la main gauche seulement. — T. R. matin, 38°,5 ; soir: 39°,5.

8 *décembre*. La malade est toujours dans le stertor: elle fume la pipe à droite. Pas de convulsions, la contracture s'est dissipée et les quatre membres sont en résolution. Les membres du côté droit sont plus chauds que ceux du côté gauche. Mort le 10.

Autopsie. — Os du crâne et cuir chevelu normaux. Après avoir incisé la dure-mère, on voit que les circonvolutions du côté droit sont normales tandis que celles du côté gauche sont distendues et aplaties. — Pas d'athérome des artères de la base. — Le cervelet, le bulbe, le protubérance ne présentent rien d'anormal.

L'*hémisphère cérébral droit* pèse 510 grammes. Méninges et écorce saines. Pas de sang dans le ventricule latéral. En examinant ce ventricule par la face interne on remarque, au niveau de la partie moyenne de la couche optique, dans le sillon qui la sépare du corps strié, un petit foyer hémorrhagique sous épendymaire, du volume d'une petite noisette. Le sang qui le compose est coagulé, mais il a une teinte jaunâtre et une fermeté qui permettent de supposer que ce foyer est antérieur à l'attaque d'apoplexie du 6 décembre. Sur des coupes, on voit qu'il est logé dans la couche optique et qu'il atteint la partie moyenne de la capsule interne qui n'est pas détruite dans toute son épaisseur.

L'*hémisphère gauche* pèse 610 grammes, le ventricule latéral est aplati, la paroi est refoulée en dedans, mais sa cavité ne renferme pas de sang. Dans le centre ovale du lobe fronto-pariétal, existe une énorme cavité remplie de sang fraîchement coagulé, qui commence, en avant, au-dessous de la moitié postérieure des circonvolutions frontales, s'étend au-dessous des circonvolutions ascendantes et arrive en arrière jusqu'aux lobules pariétaux. Toutes ces circonvolutions, disséquées par le sang et séparées de leurs connexions centrales, forment une coque qui enveloppe le caillot. Après le lavage de la cavité hémorrhagique, l'hémisphère ne pèse plus que 510 grammes (soit 100 grammes de moins). Sur des coupes verticales on constate que le corps opto-strié, l'insula et les circonvolutions sphénoïdales sont tout-à-fait respectés. Le foyer a détruit tous les faisceaux fronto-pariétaux du centre ovale sans atteindre les masses grises centrales. Dans le putamen on trouve un petit foyer ochreux du volume d'un pois à parois celluleuses et évidemment fort ancien. Les autres organes sont sains.

OBSERVATION XLII

HÉMORRHAGIE DU CENTRE OVALE SANS PÉNÉTRATION DANS LES VENTRICULES. — HÉMIPLÉGIE AVEC CONTRACTURE (1).

La nommée J..., âgée de 74 ans, a été admise, dans les premiers jours de novembre, à la clinique de la Charité. Les personnes qui l'ont amenée disent qu'elle a eu une attaque huit jours auparavant. A son entrée, face et yeux fortement déviés à droite; paralysie faciale gauche, hémiplégie gauche des membres avec contracture dont on peut triompher avec un léger effort. Faible élévation de la température dans les membres supérieurs et inférieurs du côté gauche. La malade marmotte des paroles sans suite : autant qu'on peut en juger, elle n'est pas aphasique, mais elle paraît parler sans intelligence. Mort le lendemain.

Autopsie. — *Encéphale* congestionné. Les *artères* de la base sont très-peu athéromateuses, excepté la carotide droite à sa terminaison : son calibre, d'ailleurs, n'est pas rétréci : une incision transversale de l'hémisphère droit met à nu un foyer de la grosseur d'une petite orange, situé dans la substance blanche et renfermant au moins 60 grammes de sang et de caillots noirs. En dedans et en bas, ce foyer n'est séparé du ventricule latéral que par une épaisseur de substance blanche du corps calleux de un millimètre. L'étude des rapports du foyer montre qu'il a laissé

---

(1) R. Lépine. — *Bulletins de la Société anatomique* de Paris, 1873, p. 871.

intacts les noyaux de substance grise, sauf une très-minime portion du corps strié. Les ventricules renferment quelques gouttes de sérosité. L'aorte est très-dilatée et athéromateuse ; le cœur un peu surchargé de graisse ; les valvules sont épaissies. Les poumons sont emphysémateux ; les côtes sont très-ramollies. Rien d'anormal dans les autres organes.

Nous arrivons maintenant à l'interprétation des faits relatifs aux inondations ventriculaires. Il est certain que, dans les cas de ce genre, on observe fréquemment de la contracture primitive que la plupart des auteurs expliquent par l'irritation de la membrane épendymaire. Mais, il est certain aussi que la contracture n'est pas un effet constant de l'inondation ventriculaire. M. Durand-Fardel a rapporté les trois observations suivantes (1) :

OBSERVATION XLIII

Un homme mourut sept heures après une attaque d'apoplexie. Je trouve simplement mentionné dans mes notes : paralysie complète de tous les membres et immobilité générale sans plus de détails. Il y avait une énorme hémorrhagie dans les deux ventricules, venant du corps strié gauche.

OBSERVATION XLIV

Une femme fut frappée d'apoplexie avec perte de connaissance hémiplégie droite complète du mouvement, imcomplète du sentiment. Elle mourut au bout de trois jours. Les mouvements demeurèrent libres du côté gauche jusqu'à la fin. Je voyais cette femme deux fois par jour, et je n'ai jamais constaté la moindre roideur d'aucun côté du corps. Il y avait une vaste hémorrhagie partant du corps strié et de la couche optique du côté gauche, et communiquant avec les deux ventricules. Cette communication paraissait s'être faite dès le principe.

OBSERVATION XLV

Une femme de 66 ans succomba en vingt-deux heures à une

---

(1) Durand-Fardel. — *De la contracture dans l'hémorrhagie cérébrale.* (*Arch. génér. de méd.*, juillet 1843, p. 300).

hémorrhagie énorme du corps strié et de la couche optique gauches, avec épanchement dans les ventricules et au dehors du cerveau. L'hémiplégie ne tarda pas à être suivie d'une résolution générale. Cette femme fut suivie par moi presque d'heure en heure, et à aucun moment je ne saisis la moindre roideur dans les membres.

« Ces faits, ajoute M. Durand-Fardel, mais surtout le second et le troisième me paraissent démontrer qu'un épanchement sanguin peut se faire à l'intérieur des ventricules ou à l'extérieur du cerveau, sans donner lieu à de la contracture. »

J'ai recueilli, dans le cours d'une seule année, trois observations du même genre, dans lesquelles j'ai noté avec soin la topographie du foyer et le siége de la rupture de la paroi ventriculaire.

OBSERVATION XLVI

ATTAQUE D'APOPLEXIE. — RÉSOLUTION DES QUATRE MEMBRES. — INONDATION VENTRICULAIRE PAR RUPTURE D'UN FOYER DE LA COUCHE OPTIQUE.

Maquigny était depuis longtemps paralysée du côté droit. Le 10 décembre 1876, à huit heures du soir, elle est frappé subitement d'apoplexie. On la transporte aussitôt à l'infirmerie (service de M. Charcot), où on la trouve dans l'état suivant :

Perte complète de connaissance. Respiration stertoreuse. Pas de rotation de la tête ni de déviation des yeux. Flaccidité complète des quatre membres. Sensibilité au pincement conservée. Mort dans la nuit.

Autopsie. — *Artères* de la base de l'encéphale très-peu athéromateuses. Bande grisâtre de dégénération secondaire sur le pédoncule cérébral et la pyramide antérieure du côté gauche.

Les *ventricules latéraux* des deux côtés, le troisième ventricule, l'aqueduc de Sylvius, et le quatrième ventricule sont remplis de caillots sanguins noirs, mous et récents. L'*hémisphère droit* ne présente pas de lésions appréciables.

Hémisphère gauche. — La couche optique, du côté du ventricule latéral, est coupée en deux par une déchirure cratériforme, pleine de caillots sanguins, de la largeur d'une pièce de cinq francs en argent. Le foyer hémorrhagique primitif, très-volumineux, paraît s'être produit entre la couche optique et la capsule interne ; le corps strié est sain ou plutôt il n'est altéré que dans la portion moyenne du noyau caudé qui est atteint par la déchirure. Au milieu des délabrements récents produits par cette énorme hémorrhagie, on ne trouve pas l'ancien foyer qui a produit l'hémiplégie droite et la dégénération descendante.

Le *cervelet* est sain. Rien à noter dans les autres organes.

OBSERVATION XLVII

ATTAQUE D'APOPLEXIE. — ABSENCE DE CONTRACTURE. — INONDATION VENTRICULAIRE. — VASTE FOYER HÉMORRHAGIQUE CENTRAL, OUVERT AU NIVEAU DU NOYAU CAUDÉ.

Deb..., âgée de 70 ans, est entrée à la Salpétrière dans la section des épileptiques (service de M. CHARCOT), le 23 juin 1875. Elle avait des accès tous les deux ou trois mois.

Le 8 décembre 1876, elle s'est levée et s'est occupée pendant la journée comme à l'ordinaire.

A 6 heures du soir elle a mangé avec appétit. En sortant de table elle a ressenti des malaises, des vertiges et à eu des vomissements. Pas de frissons. Pendant la nuit elle a fait plusieurs fois des efforts pour vomir et ses voisines l'ont entendue ronfler très-bruyamment.

9 *décembre* à 11 heures du matin, on la trouve dans l'état suivant : stertor ; face pâle dirigée à gauche ; paupières entr'ouvertes, pupilles contractées égales : yeux tournés vers la gauche. Les sillons naso-labiaux sont symétriques. Peau chaude, humide. Les bras soulevés retombent inertes. Pas de contracture: Le pincement énergique des membres supérieurs détermine quelques légers mouvements des doigts ; le chatouillement de la plante des pieds provoque des réflexes normaux. Les membres du côté droit sont plus chauds que ceux du côté gauche. Urines claires, peu colorées, renfermant une quantité notable d'albumine. Mort à 4 heures un quart.

AUTOPSIE. — Le quatrième ventricule et l'aqueduc de Sylvius sont remplis de caillots sanguins mous et humides. — Le bulbe et la protubérance sont sains.

Au centre du lobe droit du cervelet existe un foyer hémorrhagique récent, du volume d'une grosse noix. Dans le corps rhomboïdal de l'hémisphère cérébelleux gauche on trouve un foyer ochreux ancien, gros comme un pois environ, à parois irrégulières et celluleuses.

Cerveau. Hémisphère droit. Au centre de la couche optique existe un foyer hémorrhagique récent, fermé, atteignant la capsule interne sans la dépasser, du volume d'une amande. Le caillot contenu dans ce foyer affleure l'épendyme, mais il n'y a pas de rupture. Le ventricule latéral de ce côté ne renferme qu'un peu de sérosité légèrement teintée en rouge.

Hémisphère gauche. Le ventricule latéral gauche est rempli par des caillots sanguins, noirs, mous, humides. Une vaste déchirure existe au niveau du tiers moyen du noyau caudé. Elle fait communiquer la cavité du ventricule avec un foyer du volume d'une orange qui a détruit le noyau lenticulaire en totalité et s'étend jusqu'à la substance grise des circonvolutions de l'insula. La couche optique est simplement décollée et refoulée dans la cavité ventriculaire.

Les autres organes ne présentent pas d'altération notable.

OBSERVATION XLVIII

INONDATION VENTRICULAIRE. — HÉMIPLÉGIE SANS CONTRACTURE.

Bernard, 84 ans, était entrée à la Salpétrière comme indigente : elle n'avait aucune infirmité. Le 24 novembre 1876, à 5 heures du soir, on la trouva sans connaissance dans les latrines. On la transporta aussitôt à l'infirmerie (service de M. CHARCOT), où elle revint peu à peu à elle. Le lendemain matin elle est dans l'état suivant : Décubitus dorsal. Pas de rotation de la tête ni de déviation conjuguée des yeux. Intelligence très-obtuse. La malade parle peu, elle répond par monosyllabes aux questions qu'on lui pose, elle n'est pas aphasique.

Il est difficile de savoir si la face est paralysée parce que la bouche est déviée par l'absence de plusieurs dents d'un côté ; la langue peut être tirée hors de la bouche et n'est pas déviée. Le bras et la jambe du côté gauche sont complétement paralysés : aucun mouvement volontaire ne peut être exécuté avec ces membres : soulevés, ils retombent inertes sur le lit. Pas de traces de contracture. Pas de convulsions. Les membres du côté droit ont conservé leur tonicité normale et leur motilité volontaire.

Mort le 27, à 7 heures du matin, sans qu'on ait constaté à aucun moment de la raideur dans les mouvements provoqués des membres du côté gauche.

AUTOPSIE. — *Méninges* normales. La pie-mère se détache très-facilement de la substance cérébrale.

L'*hémisphère cérébral gauche* pèse 510 grammes ; les circonvolutions ne présentent à leur surface rien d'anormal ; sur des coupes on aperçoit de loin en loin quelques anévrysmes miliaires. Le ventricule latéral renferme une petite quantité de sérosité sanguinolente.

L'*hémisphère droit* pèse 550 grammes. Le ventricule latéral est rempli de sang fraîchement coagulé. Après avoir entraîné ce sang par le lavage, on remarque une déchirure en forme de V située sur la paroi ventriculaire. Une branche du V est verticale et coupe la couche optique à sa partie moyenne, elle remonte même au-dessus de la couche optique jusqu'au bord supérieur du noyau caudé. De son extrémité supérieure part une seconde déchirure oblique qui se dirige horizontalement en arrière en suivant à peu près la direction du noyau caudé. Ces deux déchirures limitent, par conséquent, un lambeau triangulaire, flottant dans le ventricule et comprenant la moitié postérieure de la couche optique et du noyau caudé. Sur des coupes, on constate que le foyer siége dans la substance même de la couche optique et qu'il envoie un prolongement qui, après avoir coupé transversalement la capsule interne, pénètre dans le deuxième segment du noyau lenticulaire.

Protubérance et *bulbe* sains.

OBSERVATION XLIX

HÉMORRHAGIE CÉRÉBRALE. — INONDATION VENTRICULAIRE. — PAS DE CONTRACTURE (1).

Lalubre Joséphine, âgée de 62 ans, frappée d'apoplexie le 8 février 1877 et transportée aussitôt à l'hôpital.

Hémiplégie gauche avec flaccidité. Abaissement de la commissure latérale gauche. Coma profond. Respiration stertoreuse. Mort dans la nuit sans qu'on ait observé ni contracture ni convulsions.

AUTOPSIE. — Tous les ventricules ainsi que l'aqueduc de Sylvius sont pleins de sang fraîchement coagulé. Bulbe et cervelet sains. Dans la protubérance et les pédoncules cérébraux on trouve quelques petits foyers d'hémorrhagie capillaire. L'hémisphère cérébral gauche est sain. Sur la paroi du ventricule latéral du côté droit, on voit, après avoir enlevé par des lavages répétés les caillots que contenait ce ventricule, une large ouverture irrégulièrement arrondie, à bords pulpeux, rougeâtres, située à la partie postérieure du corps opto-strié. Un examen plus attentif montre que cette ouverture occupe la place de la moitié postérieure de la couche optique et de la portion correspondante du noyau caudé. Elle forme un large cratère qui s'enfonce dans la substance du cerveau; sur des coupes on voit qu'elle se continue à travers la moitié postérieure de la capsule interne et du noyau lenticulaire jusqu'à un vaste foyer qui occupe la situation la plus ordinaire des foyers hémorrhagiques, c'est-à-dire la région de l'avant-mur et de la capsule externe.

Il ressort clairement de ces faits que l'irritation de l'épen-

(1) Observation communiquée par mon ami M. COLSON, interne des hôpitaux.

dyme ventriculaire par l'épanchement sanguin ne suffit pas à elle seule pour produire la contracture. Quelle est donc la condition immédiate de la production de la contracture dans les cas d'inondation ventriculaire? Les observations suivantes pourront peut être nous aider à trouver la solution de cette question:

OBSERVATION L

 HÉMIPLÉGIE GAUCHE ANCIENNE. — SECONDE ATTAQUE D'APOPLEXIE. — CONTRACTURE, RUPTURE DE LA PAROI VENTRICULAIRE AU-DESSUS DU CORPS OPTO-STRIÉ (1).

Gavaut Marie, âgée de 63 ans, est hémiplégique du côté gauche depuis 1871. L'hémiplégie est survenue brusquement : la malade portait un jour son linge au lavoir quand elle sentit un étourdissement, s'affaissa et perdit connaissance. Quand elle revint à elle, elle était paralysée de tout le côté gauche.

Etat actuel, 15 janvier 1876. La malade paraît assez intelligente : elle se distrait en lisant. Elle a bien conservé la mémoire et peut rendre compte de ses antécédents. La face est légèrement déviée : le sillon naso-labial gauche est effacé, et la commissure labiale du même côté est abaissée. Pas de déviation de la langue. Le membre supérieur gauche est paralysé et rigide dans la demi–flexion : les doigts sont fortement fléchis dans la paume de la main. Le membre inférieur gauche est moins rigide que le bras : la malade peut fléchir la jambe volontairement. Elle peut marcher en s'appuyant sur une chaise ou sur une canne, sensibilité conservée. Jamais de convulsions épileptiformes.

Rien de nouveau dans l'état de la malade pendant le courant de l'année 1876.

Le 3 janvier 1877, s'étant levée comme à l'ordinaire, elle ressent tout à coup un grand malaise : elle se dirige vers un fauteuil, mais à peine assise elle perd connaissance. La face est rouge, sueurs abondantes, vomissements alimentaires, relâchement des sphincters. Stertor. Raideur tétanique générale, et, une ou deux minutes après, secousses convulsives prédominant dans les deux membres supérieurs mais plus prononcées à gauche qu'à droite. La malade est transportée aussitôt à l'infirmerie et placée dans le service de M. Charcot où on la trouve dans l'état suivant :

Perte complète de connaissance, pupilles égales : les globes oculaires exécutent des mouvements lents de dehors en dedans

---

(1) Observation communiquée par M. OULMONT.

et de dedâns en dehors. Respiration régulière non bruyante. Commissure labiale légèrement abaissée et déviée à droite : la malade fume la pipe.

Les membres du côté gauche ont conservé la rigidité qu'ils présentaient avant l'attaque. Le membre supérieur droit est légèrement contracturé : le coude et les phalanges sont à demi-fléchis, on peut leur imprimer des mouvements en surmontant une résistance modérée. Le membre inférieur droit présente également une contracture modérée, mais néanmoins très-appréciable.

Mort le 4 janvier, à 6 heures du soir.

Autopsie. Ecchymose et léger épanchement sanguin en nappe à la surface des deux hémisphères du cervelet. Les artères de la base de l'encéphale sont très-athéromateuses. Le cerveau étant placé sur la table, la face inférieure dirigée en haut, on remarque sur le pont de varole une dépression arrondie de un centimètre de diamètre environ, à bords irréguliers, et présentant par places une coloration ocreuse. Cette dépression est située au milieu du pont de varole du côté droit de la ligne médiane.

Elle présente tous les caractères extérieurs d'un ancien foyer hémorrhagique superficiel. Après avoir enlevé la pie-mère on voit se dessiner très-distinctement de chaque côté une bandette grise et très-légèrement déprimée qui partant de chacune des bords latéraux du foyer se dirige dans le pédoncule cérébelleux moyen où elle se termine en s'effilant en pointe. Leur réunion constitue par conséquent une sorte de cravate transversale, large de un centimètre et étendue d'un pédoncule cérébelleux moyen à l'autre.

Il paraît très-probable que cette altération soit le résultat d'une dégénération secondaire des fibres transversales superficielles du pont de varole. La pyramide antérieure droite est grise, molle et plus petite que celle du côté gauche. Sur les coupes de la moelle on constate un îlot grisâtre de dégénération descendante à la partie postérieure du cordon latéral du côté gauche. Les *pédoncules cérébraux* sont symétriques et paraissent normaux.

Les *ventricules latéraux* sont remplis de sang fraîchement coagulé. La paroi interne du ventricule latéral gauche est le siége d'une vaste déchirure située à 1 centimètre à peine au-dessus du corps opto-strié. Cette déchirure communique avec un vaste foyer hémorrhagique qui s'étend jusqu'à l'extrémité inférieure de la capsule externe et de l'avant-mur. Un examen attentif montre que ce foyer a simplement décollé le corps opto-strié qui est refoulé en masse vers le ventricule et qui a rompu les faisceaux fronto-pariétaux du centre ovale dans toute leur épaisseur. — L'*hémisphère droit* est sain.

OBSERVATION LI

HÉMORRHAGIE DU CENTRE OVALE. — PERFORATION DE LA PAROI VEN-
TRICULAIRE AU-DESSUS DU CORPS OPTO-STRIÉ. — CONTRACTURE (1)

Fil..., âgée de 19 ans, épileptique depuis l'âge de 13 ans, est
entrée à l'hôpital le 27 février 1873. Elle est dans le coma depuis
3 jours. Elle agite sa main droite qu'elle porte souvent à son
front. Le membre supérieur gauche est inerte, flaccide; paralysie
faciale gauche ; yeux déviés à droite. Le soir on constate de la
contracture. —Mort dans la nuit.

Autopsie. — Protubérance, bulbe, cervelet sains. — Sérosité
rouge dans les ventricules et dans l'aqueduc de Sylvius. — Lobe
cérébral gauche parfaitement sain. Sur la face interne du ventricule latéral gauche qui renferme des caillots sanguins, on voit
une perforation siégeant en dehors du corps opto-strié. Au centre de cet hémisphère existe un caillot du volume d'un gros œuf
de poule, qui a décollé le corps opto-strié et le refoule vers le
ventricule.

Un foyer ocreux, gros comme une amande, se trouve dans le
lobe frontal du même hémisphère : il est caché dans le centre
ovale au-dessous de la substance grise des circonvolutions.

OBSERVATION LII

HÉMORRHAGIE CÉRÉBRALE. — RUPTURE DE LA PAROI VENTRICULAIRE. —
CONTRACTURE PRÉCOCE. — MORT (2).

Le 12 février 1877, le nommé M..., âgé de 40 ans, entre à l'infirmerie de Bicêtre (service de M. Bouchard).

Cet homme est dans un demi-coma; il a déjà été traité pour
une hémiplégie droite dont il ne lui reste pas de contracture.
Sorti la veille, il s'est enivré et a été ramené dans le coma. Temp.
Rect. 37°, 4.

Le lendemain il commence à présenter un peu de déviation
conjuguée dès yeux et de la tête vers le côté droit et un peu de
paralysie faciale et d'hémiplégie gauches. En même temps, survient une contracture précoce de ce côté. T. R. 40°; le soir, cette
contracture est très-prononcée, il n'y a pas eu de mouvements
convulsifs : le coma s'accentue. T. R. 40°, 2.

Le 15 février, mort : le coma était très-profond, la contracture

---

(1) Hervey.—*Bulletins de la Société anatomique*, 1873, p. 221.
(2) H. de Boyer. —*Bulletins de la Société anatomique*, séance de
mars 1877.

très-forte à gauche, la déviation conjuguée très-marquée à droite.
On avait donné 6 gr. de bromure de potassium par jour. Le diagnostic probable était : hémorrhagie étendue à droite, foyer ancien à gauche, probablement hémorrhagie méningée en plus (les
habitudes alcooliques du malade étaient notoires).

Autopsie. — Ancien foyer linéaire dans la capsule externe à
gauche, cicatrice ocreuse. Foyer récent dans la capsule externe à
droite, ayant énucléé les ganglions cérébraux et rompu la paroi
ventriculaire. Un gros caillot, formé de plusieurs couches occupe
le ventricule, qu'il distend, au point d'avoir aplati les circonvolutions sphéno-occipitales. L'épanchement sanguin occupe aussi
les autres ventricules cérébraux et est venu former une nappe
autour de la face externe des hémisphères. Pas de pachyménin-
gite, pas de lésions des artères de la base si ce n'est un peu d'a-
thérome.

La lecture des observations qui précèdent démontre que,
dans les cas où l'inondation ventriculaire n'a pas provoqué
de contracture, la lésion siégeait dans le corps opto-strié et
n'intéressait pas les faisceaux blancs du centre ovale. Au
contraire, dans les cas d'inondation ventriculaire accompa-
gnés de contracture, les foyers hémorrhagiques avaient atteint les ventricules en déchirant les faisceaux fronto-pariétaux du centre ovale, le noyau caudé et la couche optique
restant intacts.

C'est là, je crois, qu'il faut chercher la cause de l'existence
ou de la non-existence de la contracture dans les inondations
ventriculaires. Si l'hémorrhagie siége primitivement dans le
corps strié ou la couche optique (sans intéresser le pied du
pédoncule), et s'ouvre directement dans le ventricule, il n'y
a pas de contracture primitive. Si le foyer siége primitivement dans le centre ovale ou la capsule interne, et se rompt
dans le ventricule après avoir déchiré les fibres des faisceaux
fronto-pariétaux, au-dessus du corps opto-strié, alors il détermine de la contracture primitive.

Ces faits trouvent une explication toute naturelle dans les
résultats fournis par certaines expériences physiologiques.
On sait que l'excitation électrique du noyau caudé provoque
une contraction tonique des muscles du côté opposé du corps
(Ferrier). Or, on peut supposer qu'une déchirure des fibres

blanches au voisinage du noyau caudé, détermine une irritation de ce noyau et par suite de la contracture des membres du côté opposé du corps, tandis que la destruction du noyau caudé lui-même ne donne pas lieu au même phénomène.

En résumé, il ressort de cette longue discussion :

1° Que la contracture primitive peut être due à des lésions isolées des faisceaux fronto-pariétaux du centre ovale, sans communication du foyer avec les méninges, ni avec les ventricules ;

2° Qu'elle n'est pas un résultat constant de l'inondation ventriculaire et qu'on ne l'observe pas en particulier, lorsque la rupture du foyer s'est produite à travers le corps opto-strié sans intéresser les faisceaux blancs du centre ovale ni ceux des pédoncules cérébraux ;

3° Qu'on l'observe, au contraire, dans les cas d'inondation ventriculaire, quand la rupture du foyer siége au-dessus du corps opto-strié, et intéresse les faisceaux fronto-pariétaux ;

4° Qu'elle paraît être le résultat d'une irritation transmise au noyau caudé par les fibres cortico-striées, déchirées et irritées par le sang et non pas la conséquence directe de l'irritation de la membrane épendymaire.

V. — Des convulsions.

Il n'est pas très-rare de voir figurer des convulsions épileptiformes dans la symptomatologie des faisceaux fronto-pariétaux du centre ovale. Très-probablement ces convulsions sont la conséquence d'irritations qui, partant des régions motrices altérées du cerveau, se transmettent aux ganglions sous-jacents (corps strié ou plus vraisemblablement noyaux de substance grise de la moelle allongée). Elles surviennent quelquefois brusquement au moment même où se développe la lésion médullaire : dans d'autres cas, au contraire, elles se montrent tardivement, sous forme d'accès intermittents, et se présentent alors avec tous les caractères de l'épilepsie partielle d'o-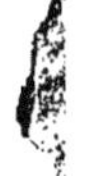

rigine corticale (1). Les deux observations suivantes sont des exemples très-nets de ces deux formes de convulsions, liées à des altérations du centre ovale.

OBSERVATION LIII

HÉMORRHAGIE CÉRÉBRALE, CONVULSIONS ÉPILEPTIFORMES (2).

Arbez, âgé de 69 ans, eut deux faibles attaques d'apoplexie. Plus tard il devint sujet à des étourdissements avec perte de connaissance. — Le 4 octobre 1874, à dix heures du soir, étant dans son lit, Arbez fut pris de convulsions épileptiformes dans tous les membres surtout ceux du côté droit. Décubitus dorsal incliné à droite, secousses vives des muscles, saccadées, avec des rémissions variables, salive écumeuse à la bouche.

Les convulsions ont duré pendant quatre heures; après elles, coma, stertor, rigidité des membres.

Le 5 octobre à 7 heures du soir, flaccidité des membres supérieurs, coma profond, râle, mort de 10 à 11 heures.

AUTOPSIE. — *Tête*. — Certaine quantité de sérosité dans la pie-mère. L'hémisphère gauche se rompt dans les mains en laissant échapper un caillot de sang entre les lobes postérieurs et moyen. Par cette ouverture, on pénètre dans une vaste poche remplie de sang coagulé et occupant toute la paroi supérieure et externe du ventricule latéral gauche. Dans l'épaisseur de la couche corticale une dizaine de petits grumeaux de sang épars çà et là, du volume d'une tête d'épingle de la même manière qu'en offraient les parois du foyer hémorrhagique. Ailleurs, à la surface du cerveau, trois à quatre petits points jaunâtres. Dans chacun des deux corps striés, kystes jaunâtres, restes d'anciennes apoplexies. Les autres parties de l'encéphale sont dans l'état naturel.

OBSERVATION LIV

ATTAQUES SUCCESSIVES DE CONVULSIONS DE TOUT LE COTÉ GAUCHE ; ABCÈS SUPERFICIELS DE L'HÉMISPHÈRE DROIT ; PETITS ABCÈS DU CORPS STRIÉ GAUCHE (3). (*Résumé*.)

Un homme de 45 ans est sujet, depuis deux ans, à des crises

---

(1) Voir Charcot et Pitres. — *Contribution à l'étude des localisations dans l'écorce des hémisphères du cerveau. (Revue mensuelle de médecine et de chirurgie, mai 1877).*

(2) Bravais. — *Mémoire sur l'hémorrhagie de la couche corticale du cerveau. (Revue médicale*, 1827. Tome 1, p. 408).

(3) David. — *Gazette médicale de Paris*, 1874, page 609.

nerveuses survenant tous les 5 à 15 jours, et caractérisées par des mouvements convulsifs limités au côté gauche du corps. Le 10 mai 1874 il a une attaque beaucoup plus violente : il tombe sur le côté, perd connaissance et pendant plus de 24 heures, la figure le bras et la jambe du côté gauche sont dans un état de va-et-vient continuel. Le 15 mai nouvelle attaque semblable suivie d'hémiplégie gauche (face et membres) avec conservation de la sensibilité. Mort le 25 mai.

AUTOPSIE. — On trouve au-dessous de la substance grise des circonvolutions pariétales un abcès du volume d'un petit œuf de poule, renfermant du pus verdâtre et crémeux.

Dans l'hémisphère gauche on trouve un petit abcès du volume d'un pois situé au niveau de la queue du corps strié.

On trouvera plusieurs autres exemples de convulsions partielles ou générales dans les observations XX, XXIII, XXVII, XXIX, XXX, XXXII, XXXIII, XXXIV, XXXVI, XCVIII, XCIX, C, CVI, CVII et CVIII de ce travail.

VI. — Des contractures secondaires et des dégénérations descendantes.

Les lésions du centre ovale déterminent des dégénérations descendantes et des contractures secondaires, tout aussi sûrement que les lésions de la zone motrice corticale, lorsqu'elles siégent sur les faisceaux de l'expansion pédonculaire qui se mettent directement en rapport avec la substance grise de la zone motrice corticale. Ludwig Türck pensait que les lésions du centre ovale ne donnaient lieu à des dégénérations secondaires que quand elles dépassaient le volume d'une noisette, et, bien qu'il ne s'explique pas très-catégoriquement à ce sujet, il semble avoir méconnu l'importance du siége des altérations pour ne s'attacher qu'à leur volume. « Des foyers étendus, dit-il, jusqu'à un pouce carré et plus, situés dans la substance blanche des hémisphères cérébraux, avec ou sans participation des circonvolutions dans une étendue correspondante, produisent seulement une dégénération du cordon latéral opposé ou très-légère ou médiocre. Cela ne s'applique pas seulement aux foyers qui atteignent les fibres du corps calleux, mais aussi à ceux qui se trouvent en rapport avec les fibres de la couronne rayonnante. Des foyers jusqu'au volume d'une noisette ne déterminent aucune dégénération secondaire. » (1).

Des travaux plus récents ont déterminé plus exactement les conditions de la production des dégénérations secondaires à la suite des lésions corticales (2).

En ce qui concerne les lésions de la substance médullaire on peut, je crois, d'orcs et déjà, bien que la moelle n'ait pas été examinée dans un très-grand nombre de cas, poser les lois suivantes :

1° Les lésions destructives, même très-étendues, du centre ovale ne déterminent par de dégénérations secondaires de la moelle lorsqu'elles siégent dans les faisceaux préfrontaux, sphénoïdaux ou occipitaux.

2° Les lésions destructives, même peu étendues, du centre ovale donnent lieu à des dégénérations secondaires de la moelle lorsqu'elles atteignent primitivement ou secondairement les faisceaux fronto-pariétaux (3).

---

(1) Ludwig Türck. — *Ueber secundære Erkrankung einzelner Rückenmarksstrænge und ihrer Fortsetzungen zum Gehirne*, page 10 du tirage à part *(Kais. Akad. der Wissenschaften; B XI S. 93)*.

(2) Charcot. — *Leçons sur les localisations dans les maladies du cerveau*, 1876, page 162.

A. Pitres. — *Des dégénérations secondaires de la moelle épinière dans le cas de lésions corticales du cerveau*. Bulletins de la société de Biologie 1876, et *Progrès médical*, Février, 1877.

(3) L'existence de la contracture secondaire a été notée dans les Observations XIX, XXXII, XXXIV, XXXVI, XXXIX, XL, CII, CIII. La dégénération secondaire a été notée à l'autopsie dans les Observations XXXII, XXXVI, XXXIX et XL de ce travail.

CONCLUSIONS GÉNÉRALES

I.—Le cerveau n'est pas, comme l'ont enseigné longtemps les physiologistes, un organe fonctionnellement homogène : c'est un appareil compliqué, ou plutôt une réunion d'organes en partie indépendants les uns des autres, et doués chacun de fonctions spéciales.

II. — Les centres d'activité se trouvent très-probablement dans la substance grise, et les fibres nerveuses qui en partent n'entrent dans la composition des appareils cérébraux qu'à titre de conducteurs, dont la section empêche les manifestations de l'activité des centres, absolument comme l'interruption de la continuité du fil télégraphique empêche le courant d'arriver jusqu'aux appareils récepteurs et rend inutile l'activité de la pile.

III. — Il est encore douteux qu'il existe dans le cerveau des centres anatomiquement distincts , affectés spécialement à la perception des impressions sensitives ou à l'élaboration des phénomènes intellectuels, mais il est certain qu'une partie limitée de cet organe sert à la production des mouvements volontaires.

IV. — L'appareil moteur volontaire cérébral se compose d'un territoire cortical, formé par les circonvolutions frontale et pariétale ascendantes, par le lobule paracentral, par le pied des circonvolutions frontales et de l'ensemble des faisceaux médullaires sous-jacents.

V. — Les lésions destructives du centre ovale qui n'atteignent pas les faisceaux sous-jacents à la zone motrice corticale ne donnent lieu à aucun trouble précis des mouvements volontaires. Ainsi les faisceaux préfrontaux, occipitaux et sphénoïdaux peuvent être détruits par des foyers hémorrhagiques, des tumeurs, des abcès, sans qu'il en résulte de paralysie motrice ni de convulsions.

VI. — Les lésions destructives des faisceaux fronto-pariétaux, déterminent au contraire constamment des troubles graves de la motilité volontaire. Si ces lésions sont étendues, elles provoquent une hémiplégie permanente du côté opposé du corps ; si elles sont limitées elles peuvent donner lieu à des monoplégies tout aussi bien que les lésions limitées de la zone motrice corticale elle-même. Ce dernier fait est important, car il démontre que les centres moteurs corticaux sont reliés à l'expansion pédonculaire par des faisceaux anatomiquement et physiologiquement distincts dans tout leur trajet entre l'écorce et les masses centrales.

VII. — Les symptômes les plus éclatants produits par les lésions des faisceaux fronto-pariétaux du centre ovale sont : l'aphasie, la paralysie, la contracture primitive, les convulsions, la contracture secondaire et la dégénération descendante.

a) L'aphasie se produit toutes les fois que la continuité des fibres du faisceau pédiculo-frontal inférieur du côté gauche est interrompue.

b) La paralysie est le résultat des lésions destructives des faisceaux médullaires qui vont de la zone motrice corticale à l'expansion pédonculaire.

c) La contracture primitive paraît être la conséquence de l'irritation transmise au noyau caudé par l'excitation des fibres cortico-striées.

d) Les convulsions paraissent être aussi des phénomènes d'irritation : elles sont précoces ou tardives, et prennent tantôt le caractère de convulsions générales d'emblée, tantôt celui de l'épilepsie partielle.

e) Les contractures secondaires et les dégénérations descendantes sont des conséquences tardives mais certaines de la destruction un peu étendue des faisceaux moteurs du centre ovale.

TROISIÈME PARTIE

Observations de lésions isolées des différentes régions du centre ovale.

I. — Lésions des faisceaux pré-frontaux.

OBSERVATION LV

PLAIE DU LOBE FRONTAL DROIT ; ABSENCE DE PARALYSIE,
par Morgagni (1).

Un homme âgé de trente ans, d'un tempérament bilieux, ayant été frappé avec un fer pointu près de l'œil droit, passa trois jours sans éprouver aucune lésion sensible dans ses fonctions. Le quatrième jour il vint à l'hôpital et y mourut contre l'attente des médecins, parce qu'ils ne voyaient nulle part aucune blessure mortelle et qu'il n'y avait qu'une simple contusion de cet œil.

AUTOPSIE. — Le fer était parvenu, entre l'œil et l'orbite, sans blesser en aucune manière celui-là, jusqu'à la voûte orbitaire, et, après l'avoir perforée, il avait traversé la substance du cerveau de telle sorte que l'extrémité de la blessure n'était distante que de la largeur d'un doigt des parois du ventricule droit.

---

(1) Morgagni. — *De causibus et sedis morborum.* Epist. 51, cité par Chassaignac, thèse de conc., 1842, p. 13.

OBSERVATION LVI

CORPS ÉTRANGER DANS LE LOBE FRONTAL, par Quesnay (1).

Un brigadier des armes du roy, reçut un coup de mousquet au-dessus du sourcil. La balle perça l'os et se perdit dans le cerveau. Le blessé fut assez bien rétabli pour retourner l'année suivante en campagne où il mourut, suivant ce qu'on rapporte, d'un coup de soleil. On lui ouvrit la tête ; on y trouva la balle entrée de deux travers de doigt dans la substance du cerveau où elle était restée sans y causer d'accidents.

OBSERVATION LVII

TUMEUR COMPRIMANT LE LOBE ANTÉRIEUR DROIT ; ABSENCE D'HÉMIPLÉGIE, par Hébréart (2).

Un ex-militaire âgé de 32 ans, d'un tempérament sanguin, devenu sourd dans une bataille, où il se trouva longtemps exposé au bruit d'une vive canonnade, fut admis à Bicêtre comme aliéné idiot, parce qu'il n'était pas dans le cas de pourvoir à son existence.

Il jouissait cependant de sa raison jusqu'à un certain degré, et avait même donné des preuves d'une finesse particulière à voler ses camarades.

Il fut atteint de phthisie pulmonaire, dont il mourut le 15 septembre dernier, après avoir longuement passé par tous les degrés de cette maladie, mais sans avoir présenté aucun symptôme d'affection cérébrale. A l'ouverture du cadavre nous trouvâmes : 1° les viscères de l'abdomen dans l'état naturel ; 2° les poumons remplis de tubercules en suppuration, 3° les membranes du cerveau paraissaient saines, mais nous découvrîmes une tumeur de la grosseur d'une noix à la partie antérieure du lobe antérieur droit du cerveau. La pie-mère le recouvrait immédiatement en avant ; dans tous les autres sens elle était enveloppée d'une membrane particulière et enfoncée dans la substance cérébrale. Cette tumeur incisée a présenté une dégénérescence de consistance lardacée.

---

(1) Quesnay. — *Remarques sur les playes du cerveau. Mém. Acad. Chir.* T. I. 1743, p. 314.
(2) Hébréart. — *Observations sur quelques maladies du cervelet, du cerveau et de leurs membranes,* etc. *Annuaire médico-chirurgical des hôpitaux,* 1819, page 585.

OBSERVATION LVIII

PLAIE PROBABLE DU LOBE FRONTAL DROIT ; ABSENCE DE PARALYSIE.
GUÉRISON, par M. Pardeau (1).

Au combat de Pultuska, en Pologne, le voltigeur Malva est blessé par une bayonnette qui est démontée et lancée par un boulet. Cette bayonnette pénètre à la tempe droite, à deux doigts de l'orbite, un peu en haut, est dirigée d'avant en arrière, de haut en bas et traverse le sinus maxillaire du côté opposé, où elle sort de la longueur de cinq pouces ; à son entrée, elle pénètre jusqu'à la douille. Le blessé et deux de ses camarades font d'inutiles efforts pour extraire ce corps. Sur le champ de bataille et au lieu même où Malva est blessé, M. Pardeau, chirurgien-major, réitère inutilement les mêmes tentatives. Un soldat qui l'aidait et qui se croit plus fort, fait asseoir le malade sur le siége, lui met un pied sur la tête et des deux mains dégage et extrait la bayonnette... Une hémorrhagie considérable a lieu, le blessé, pour la première fois, se trouve mal. M. Pardeau, qui le croit mort ou mourant, le laisse pour donner ses soins à d'autres blessés. Malva revient à lui, se trouve soulagé, on le panse ; il se rend soit à pied, soit à cheval ou sur une charrette, à Varsovie, éloignée de vingt lieues du champ de bataille. Après trois mois, M. Pardeau le trouve guéri, mais il perdit l'œil droit dont la pupille était immobile et fort dilatée.

OBSERVATION LIX

PLAIE DU LOBE ANTÉRIEUR GAUCHE ; GUÉRISON, par J. Morrin (2).

Gingras, 21 ans, blessé au côté gauche du front, au-dessus du sourcil, par un éclat de fusil : une portion de la culasse est profondément enfoncée dans la substance cérébrale. Le malade avait conservé sa raison, il pouvait parler et marcher. On fit l'extraction du corps étranger avec un davier en employant une force considérable. Vingt-quatre jours après, la guérison était complète.

---

(1) Pardeau. — *Journal général de médecine*, t. XXXV, p. 387, cité in *Mémoires de la Société médicale d'émulation*, t. VIII, p. 290.
(2) J. Morrin. — *The Medical Recorder*, vol. X, July 1826, p. 51. — Un fait presque tout-à-fait semblable est rapporté par Henry Maunsell (*Edinb. med. and surg. Journal*, January, 1830). Ces deux observations sont citées par Chassaignac, *Des plaies de la tête, etc.*, thèse de conc., 1842, p. 128 et 130.

OBSERVATION LX

PLAIE DE TÊTE AVEC DÉCHIRURE DU CERVEAU, SANS SYMPTOMES
PRIMITIFS, par Voillot (1).

Jacques Stappé, 30 ans, est blessé au front par un fragment de
son fusil qui éclate. Fracture comminutive du frontal au fond de
laquelle on sent la substance cérébrale. Le blessé vient seul, à
pied, à l'hôpital pour se faire panser. Pendant toute la journée,
il se trouve bien, marche, n'éprouve ni étourdissement, ni faiblesse. Il se couche à 6 heures et dort jusqu'à 3 heures du matin
d'un sommeil tranquille. A ce moment il s'éveille, pousse des
soupirs, se plaint de malaise, de maux de cœur : agitation, mort
à 7 heures.

A l'autopsie on trouve la dure-mère déchirée au niveau de la
fracture et la substance cérébrale entamée dans une profondeur
de 4 lignes.

OBSERVATION LXI

ABCÈS DU LOBE ANTÉRIEUR GAUCHE ; ABSENCE DE PARALYSIE,
par Dégranges (2).

Homme, 32 ans, terrassier, robuste, entré à l'hôpital Saint-
André au commencement de l'année 1839. Il avait été renversé
par un éboulement de terre et avait eu une fracture de côte suivie d'épanchement purulent dans le thorax. Ce malade n'offrait
aucun symptôme d'affection cérébrale; il parlait fort distinctè-
ment l'idiome de son pays. Il mourut le huitième jour. A l'ouverture cadavérique on trouva toute la pointe du lobe antérieur
gauche ramollie et en suppuration. La lésion avait envahi la
substance grise et la substance médullaire.

OBSERVATION LXII

FRACTURE DU CRANE ; CONTUSION DU LOBE ANTÉRIEUR DU CERVEAU,
ABSENCE DE PARALYSIE, par Tavignot (3).

Un enfant de 7 ans, reçut à la région orbitaire du côté droit, un

---

(1) Voillot. — *Gaz. méd. de Paris,* 1836, p. 461.
(2) Dégranges. — *Journal de médecine de Bordeaux,* 1841, t. XIV,
p. 161. Résumé in Gintrac : *Cours théorique et clinique de pathologie
interne et de thérapie médicale,* t. VIII, p. 303.
(3) Tavignot. — *Bulletins de la Société anatomique,* 1840, p. 37.

coup de pied de cheval. Il tomba immédiatement privé de connaissance et ne reprit l'usage de ses sens qu'au bout de trois quarts d'heure. Plaie contuse des ligaments, fracture du frontal, issue de matière cérébrale. Agitation, vomissements. Intelligence conservée; l'enfant répond avec précision et d'une voix forte. *Examinés avec le plus grand soin, les membres ne sont le siége d'aucune paralysie ni de contracture. Le malade s'en sert comme à l'état ordinaire.* Le lendemain, prostration, coma. Mort.

AUTOPSIE. — Le lobe antérieur droit du cerveau était réduit dans toute son étendue en un détritus putrilagineux mou, rougeâtre, mêlé de sang. La désorganisation s'étendait jusqu'au ventricule latéral correspondant, mais celui-ci était intact, la lésion s'arrêtant à la partie antérieure du corps strié. La partie interne du lobe gauche présentait dans une très-petite étendue une désorganisation analogue. Il n'existait pas d'épanchement dans les ventricules.

OBSERVATION LXIII

TUMEUR DU LOBE ANTÉRIEUR DROIT DU CERVEAU, par Raymond (1).

Un homme de 33 ans, se plaint, depuis 5 mois, d'une céphalalgie violente et intermittente. Diminution de la mémoire, faiblesse des membres inférieurs. Parole lente. Jamais de convulsions ni d'hémiplégie. Intégrité des organes des sens.

AUTOPSIE. — Tumeur grosse comme un œuf de poule, dure, bosselée, blanchâtre, adhérente à la dure-mère, ayant détruit le lobe antérieur droit du cerveau.

OBSERVATION LXIV

PLAIE PROFONDE DES LOBES FRONTAUX, SANS HÉMIPLÉGIE NI APHASIE, par Bérard (2).

Homme de 29 ans, frappé au front le 4 mars 1843, par des éclats de pierre à la suite de l'explosion d'une mine. Le malade porté à l'hôpital raconte lui-même son accident; il répond aux questions qu'on lui adresse et peut marcher depuis le bureau jusqu'à son lit. Pas de paralysie ni de contracture. Intelligence nette, un peu de somnolence. Fracture comminutive du frontal. Le lendemain, on constate un peu d'hémiplégie faciale droite. Pas de paralysie des membres, coma, mort.

---

(1) Raymond. — *Bulletins de la Société anatomique,* 1841, p. 183.
(2) Bérard. — *Bulletins de la Société anatomique,* 1843, p. 118.

Autopsie. — Tout le lobe antérieur gauche est converti en une masse molle, rouge, sanguinolente, contenant dans son intérieur de nombreux fragments osseux. Cette altération s'étend jusqu'au fond de la scissure de Sylvius. La même désorganisation a détruit les deux tiers internes du lobe antérieur droit, dans toute sa hauteur, par conséquent, toute la partie de ce lobe qui repose sur la voûte orbitaire. En arrière, elle s'arrête au niveau de la divergence des racines blanches des nerfs olfactifs. Tout le reste du cerveau est parfaitement sain.

OBSERVATION LXV

ANCIENNE DOULEUR DE TÊTE, BORNÉE AU FRONT ; TOUT-A-COUP VIOLENT ACCÈS D'ÉPILEPSIE ET MORT ; CANCER DANS LES LOBES ANTÉRIEURS DU CERVEAU, par Cordier [1].

Une femme de 40 ans est placée à la Salpétrière, le 3 avril 1843. Depuis huit mois elle éprouve une céphalalgie intense, ayant pour siége fixe, la région frontale. Insomnie ; quelquefois convulsion de la face avec perte incomplète de connaissance et excrétions alvines involontaires.

Plus tard, perte de la mémoire, affaiblissement de l'intelligence, assoupissement, teinte cachectique ; perte de l'odorat. — Parole conservée. — Pas de paralysie des membres. — Le 7 avril, à 8 heures du matin, violente attaque d'épilepsie composée de 4 à 5 accès successifs, puis coma profond et mort, à 3 heures de l'après-midi.

Autopsie. — Tumeur du volume d'une noix, adhérente à la dure-mère et ressemblant à du tissu encéphaloïde, parfaitement circonscrite et enfoncée dans les deux lobes antérieurs du cerveau. La substance cérébrale voisine est un peu ramollie.

OBSERVATION LXVI

CANCER DES LOBES ANTÉRIEURS DU CERVEAU SANS PARALYSIE,
par Delpech [2].

Tumeur squirrheuse du volume du poing, qui semble avoir débuté par la partie antérieure de la face du cerveau, et qui déprime les deux lobes antérieurs.

Pendant la vie, le sujet qui portait cette tumeur, n'avait présenté aucun symptôme de lésion cérébrale. Il était entré à l'hôpital pour une hypertrophie de la prostate.

---

[1] Cordier. — *Bulletins de la Société anatomique*, 1843, page 225.
[2] Delpech. — *Bulletins de la Société anatomique*, 1843. page 44.

OBSERVATION LXVII

CONTUSION DU LOBE ANTÉRIEUR DROIT ; ABSENCE D'HÉMIPLÉGIE,
par Marny (1).

Fracture avec enfoncement du frontal à droite de la ligne médiane, chez un malade âgé de 21 ans. Trépan. Mort. Il n'est pas question dans l'observation de paralysie des membres. La veille de la mort il y eut des accès épileptiformes.

AUTOPSIE. — Le lobe antérieur droit présente, en rapport avec la lésion du crâne, une ouverture irrégulière, frangée, qui permet au doigt d'arriver dans une sorte de cavité. Une incision longitudinale, pratiquée dans ce point, fait apercevoir un broiement complet des parties centrales de ce lobe jusqu'à la grosse extrémité du corps strié.

OBSERVATION LXVIII

CORPS ÉTRANGER DANS LE LOBE ANTÉRIEUR GAUCHE ; ABSENCE
D'HÉMIPLÉGIE (2).

Un soldat ivre, fut mis à la salle de police et le lendemain envoyé à l'hôpital, se plaignant d'un peu de mal de tête et de quelques autres symptômes qui ne fixèrent guère l'attention. Il était dans l'hôpital depuis 24 heures, lorsque pendant qu'il était debout, il fut pris de symptômes ressemblant à l'apoplexie et succomba en quelques minutes.

. A l'autopsie, on ne trouva d'abord rien d'appréciable à l'extérieur. Mais le cerveau mis à nu et au moment où on le renversait, on découvrit une collection de pus, située dans le lobe antérieur gauche, à la face inférieure, dans le point correspondant à la voûte orbitaire du frontal, et, dans cet orbite, il y avait un fragment de pipe de tabac (en terre), qui avait deux pouces de long et qui avait pénétré dans l'épaisseur du cerveau. Ce fragment, reposait sur l'œil gauche et se trouvait embrassé en même temps par l'ouverture qu'il s'était frayée à travers la voûte orbitaire. En examinant plus attentivement à l'extérieur, on découvrit alors sur les paupières supérieures un petit point ecchymotique, une petite plaie par laquelle avait pénétré le tuyau de pipe.

Suivant toute apparence, ce malheureux avait fait, pendant qu'il était ivre, une chute sur la pipe qu'il tenait à la main, et

---

(1) Marny. — *Bulletins de la Société anatomique*, 1848, page 196.
(2) *Dublin Quaterly. Journal of medicine* 1851. — Anal. in *Union médicale*, 1851, page 300.

celle-ci avait traversé la paupière, pénétré dans l'orbite, et fracturé la voute orbitaire.

OBSERVATION LXIX

CORPS ÉTRANGER DANS LE LOBE ANTÉRIEUR GAUCHE ; ABSENCE DE PARALYSIE (1).

Un lieutenant, dans un régiment de hussards, se trouvait dans les rues par une nuit obscure, lorsqu'il fut surpris par la pluie. Il se mit à courir et dans sa course, il rencontra un vieillard qu'il heurta violemment, et qui, dans sa colère, lui porta, avec l'extrémité de son parapluie, un coup violent sur le sourcil gauche. Cette plaie parut de si peu d'importance au blessé qu'il fit à pied un trajet d'un demi mille pour venir montrer à M. Crampton, sa plaie qui saignait encore un peu. Elle occupait le grand sillon de la paupière supérieure gauche, avait trois quarts de pouce de long. Deux points de suture furent appliqués. La nuit fut bonne et M. Crampton, en visitant le lendemain le malade, le trouva déjeûnant. Mais le surlendemain, dans la matinée, il fut pris de convulsions violentes alternant avec quelques intervalles de coma, et la mort eut lieu dans la soirée du même jour.

L'autopsie montra que l'extrémité inférieure du parapluie, garnie de cuivre, longue de plus de deux pouces, avait pénétré à travers la portion orbitaire du frontal et s'était logée dans la substance de l'hémisphère gauche du cerveau, au milieu d'un caillot sanguin, qui s'étendait jusque dans le ventricule latéral gauche : les deux ventricules contenaient une petite quantité de sérosité sanguinolente.

OBSERVATION LXX

ABCÈS DU LOBE ANTÉRIEUR DU CERVEAU, par J.-W. Begbie (2).

D. G..., 21 ans, domestique, actif, intelligent, jouissant d'une bonne santé, fait une chute de cheval. Blessure sur le derrière de la tête. Plus de quatre ans après il se plaint de céphalalgie intense; un écoulement abondant et fétide se produit par la narine gauche ; affaiblissement de l'odorat ; articulation parfaite. Une attaque de convulsions. Mort une quinzaine de jours après le début de ces accidents, parmi lesquels il n'est pas question de paralysie.

---

(1) *Dublin quaterly journal of medicine* 1851. — Anal. in *Union médicale,* 1851, page 300.

(2) Begbie. — *Med. Times and Gaz.,* Tome V, 1852, page 214.

Autopsie. — Adhérences de la pie-mère et de l'arachnoïde en avant de l'hémisphère gauche : circonvolutions du lobe antérieur gauche aplaties. Abcès occupant tout le lobe antérieur gauche, contenant un pus vert jaunâtre, fétide, ne communiquant pas avec le ventricule, à parois minces, ressemblant à une fausse membrane. — Trajet fistuleux par lequel le pus pouvait s'écouler jusque dans la narine gauche à travers la lame criblée de l'ethmoïde. Pas d'autres lésions cérébrales.

OBSERVATION LXXI

CANCER DU LOBE ANTÉRIEUR DU CERVEAU,
par Hillier (1).

Homme, 36 ans, mort à l'hôpital trois semaines après son admission. Il se plaignait de céphalalgie et à ce moment il n'y avait pas de paralysie. On ordonna de la poudre de Dower. Quelques heures après l'avoir prise le malade présenta les symptômes analogues à ceux de l'empoisonnement par l'opium. Quand ces accidents cessèrent il était plus fort du côté gauche que du côté droit. Somnolence, de temps en temps attaques comateuses et convulsives, mort dans le coma. A l'autopsie, on trouva une tumeur dans le lobe antérieur gauche s'étendant jusqu'auprès de la surface supérieure. Elle avait le volume d'un œuf d'oie et était complétement enkystée. La substance cérébrale voisine n'était pas altérée.

OBSERVATION LXXII

CORPS ÉTRANGERS DANS LE CERVEAU ; ABSENCE DE SYMPTÔMES,
par Robert Hughes (2).

Thos. G.., condamné à six mois de travaux forcés. — A son admission, le médecin remarqua qu'il avait au front une petite blessure juste au-dessus du nez, qui était couverte d'un petit emplâtre et qui n'excita pas davantage l'attention.

Pendant trois semaines il travailla comme les autres condamnés. Le 5 juin, il se plaignit de malaise et de céphalalgie. Il resta indisposé pendant une semaine et mourut presque subitement avec des symptômes de compression.

Autopsie.—Le lobe antérieur droit est considérablement ramolli;

---

(1) Hillier. — *Pathological Society of London*, 5 février 1856 et *The Lancet*, 1856, tome I, page 489.
(2) Robert Hughes. — *The Lancet*, 1858, tome II, page 307.

on ne peut pas l'enlever en masse. Il contient, dans son intérieur, un abcès renfermant 6 drachmes de pus. En enlevant la substance ramollie, on trouve un morceau de *culasse de canon*, appliqué contre l'apophyse crista-galli et la voûte de l'orbite droit. Ce fragment de fer pesait une once et demie et était contenu dans un kyste qui paraissait formé par la dure-mère repoussée devant lui. Ce kyste contenait aussi quelques fragments osseux nécrosés.

On apprit alors que 14 mois auparavant, cet homme avait été envoyé avec quelques compagnons pour essayer un canon, qui éclata pendant les expériences. — G.., fut blessé au front et aux avant-bras. Il resta malade pendant quelques semaines, puis il se rétablit et jusqu'au moment de son admission il jouit d'une très-bonne santé, se plaignant seulement quelquefois d'une pesanteur à la tête. Ni la vue, ni l'odorat n'étaient perdus.

OBSERVATION LXXIII

TUMEUR DU LOBE ANTÉRIEUR DU CERVEAU ; ABSENCE DE PARALYSIE,
par Potain (1).

Tumeur du volume d'une grosse amande jaunâtre, assez molle, paraissant developpée aux dépens de la pie-mère et occupant la partie antérieure de la région inférieure du cerveau. Pendant la vie il n'y avait pas eu de troubles cérébraux : le malade était mort d'accidents tout-à-fait étrangers à cette lésion.

OBSERVATION LXXIV

ABCÈS LIMITÉ DU LOBE ANTÉRIEUR GAUCHE, SANS PARALYSIE,
par Cholmeley (2).

Femme, 24 ans, céphalalgie très-forte, puis inconscience, délire, divagations, frissons, somnolence. Pas de paralysie. Abcès à la partie antérieure de l'hémisphère cérébral gauche.

OBSERVATION LXXV

ABCÈS DU CERVEAU CONSÉCUTIF A UNE PLAIE DE TÊTE,
par Evans (3).

Chute dans la cale d'un navire. Plaie au côté gauche de la tête.

---

(1) Potain. — *Bulletins de la Société anatomique,* 1861, page 40.
(2) Cholmeley. — *The Pathological Society of London* et *Med. Times and Gaz,* 1861, 1, page 244.
(3) Evans. — *Med. Times and Gaz.* 1862, tome I, page 267.

Dans l'observation clinique il n'est pas question de convulsions mais il y avait de temps en temps des contractions spasmodiques des doigts.

Abcès du lobe antérieur renfermant une once de pus louable, séparé du reste du cerveau par une membrane pyogénique.

OBSERVATION LXXVI

PLAIE DE LOBES FRONTAUX, SANS HÉMIPLÉGIE NI APHASIE,

par Trousseau (1).

Au printemps de 1825, deux officiers en garnison à Tours eurent une querelle qui se termina par un combat singulier. Les deux adversaires se rendirent sur le terrain en habit bourgeois et par une pluie battante. L'un d'eux, qui essuya le premier le feu de son adversaire, reçut une balle qui traversa le ruban du chapeau, le cerveau d'une tempe à l'autre, et vint soulever l'os temporal du côté opposé. La matière cérébrale jaillit au dehors par le trou que la balle avait fait et nous en trouvâmes des morceaux sur le bord du chapeau. Le blessé fut apporté immédiatement à l'hôpital de Tours pendant la visite du matin.

Il était dans la stupeur et quoiqu'il respirât avec facilité, il ne donnait aucun signe de connaissance. On incisa le muscle temporal du côté gauche ; avec la spatule on souleva la portion d'os qui était brisée et on retira la balle.

A la fin de l'opération, le pauvre malade fit avec les mains un geste qu'il accompagna d'un remercîment fait à voix très-basse.

Chose étrange ! cette épouvantable blessure marcha à souhait : après quelques jours le malade parlait et il n'y avait aucun signe de paralysie. Un mois plus tard il se levait, et, pendant cinq mois qu'il passa à l'hôpital, vivant presque constamment avec les internes de service, il les amusait par sa gaieté, par sa causerie piquante : il occupait ses loisirs à faire des comédies et des vaudevilles. Vers la fin de l'été il survint une céphalalgie violente, de la stupeur, puis les signes d'un ramollissement aigu du cerveau, et à l'autopsie on trouva dans le trajet de la balle une esquille qui avait déterminé une inflammation de la substance cérébrale. La balle avait traversé les deux lobes frontaux à leur partie moyenne, et dès le premier jour qui avait suivi la blessure, le malade n'avait pas présenté de signes de paralysie : il avait parlé et jamais il n'y avait eu la moindre hésitation dans l'expression de la pensée

---

(1) Michel Peter. — *De l'aphasie, d'après les leçons professées à l'Hôtel-Dieu par M. Trousseau (Gaz. hebd.* 1864, page 433).

jusqu'au moment où survint le ramollissement cérébral qui causa la mort.

OBSERVAVION LXXVII

KYSTE HYDATIQUE DANS LE LOBE ANTÉRIEUR DROIT ; ABSENCE D'HÉMIPLÉGIE, par Ogle (1).

A. B.., 26 ans, malade depuis trois semaines. Pas de paralysie, vomissements, attaques convulsives. Kyste hydatique du volume d'une orange dans le lobe antérieur de l'hémisphère droit du cerveau.

OBSERVATION LXXVIII

ABCÈS DU LOBE ANTÉRIEUR DU CERVEAU, SANS HÉMIPLÉGIE, par Prescott Herwet (2).

G. P.., 35 ans, entre à l'hôpital le 28 octobre 1867. Il était tombé dans une cave et s'était fait une plaie à la région frontale et temporale, longue de 4 pouces 1/2, commençant en dehors de la paupière supérieure et se terminant au sommet du côté gauche de la tête. Il n'est pas question de paralysie.

Le 22 novembre, convulsions générales, écume à la bouche, mort le 1er décembre.

AUTOPSIE. — Nécrose du frontal derrière la plaie. Entre l'os nécrosé et la dure-mère, léger épanchement de pus. — Pas de perforation de la dure-mère. Dans la substance du lobe antérieur gauche vaste abcès plein de pus extrêmement fétide, s'étendant en haut jusqu'auprès de la surface, en arrière jusqu'au corps strié, en dedans jusqu'au corps calleux. Autour de lui la substance cérébrale est ramollie à une distance de 1 pouce 1/2. — Pas d'épanchement dans les ventricules.

OBSERVATION LXXIX

PLAIE DE TÊTE. — GUÉRISON INCOMPLÈTE. — MORT D'ABCÈS CONSÉCUTIFS DU CERVEAU, par Wheelhouse (4).

Dans l'observation clinique il n'est pas question de paralysie. A l'autopsie on trouve un abcès du volume d'une noix siégeant

---

(1) Ogle. — *Cases illustrating the formation of morbid growths, etc. (British and Foreign med. chir. review,* 1865, p. 207).
(2) Prescott Herwet. — *The Lancet,* 1868, tome II, page 87.
(3) Wheelhouse. — *Med. Times and Gaz.,* 1869, tome I, page 246.

dans le lobe antérieur gauche et un second abcès dans le lobe postérieur droit. Sérosité trouble et purulente dans les ventricules.

OBSERVATION LXXX

RAMOLLISSEMENT SUPERFICIEL DU CERVEAU, INTÉRESSANT SURTOUT LA TROISIÈME CIRCONVOLUTION FRONTALE, SANS APHASIE,
par Chouppe (1).

Homme, 43 ans, perte de connaissance. Pas de paralysie ni d'aphasie. Mort 18 mois après de phthisie pulmonaire.

AUTOPSIE. — Ramollissement cortical de la première circonvolution sphénoïdale du côté droit, du lobe antérieur gauche et particulièrement de la partie antérieure de la troisième circonvolution frontale gauche.

OBSERVATION LXXXI

SARCOME DE L'ETHMOIDE AYANT ENVAHI LES CAVITÉS ORBITAIRES ET CRANIENNES. ABCÈS DU CERVEAU, par Bouilly (2).

Abcès volumineux occupant l'épaisseur de la substance cérébrale, ayant détruit la corne frontale du lobe droit dans sa partie la plus antérieure.

Pendant la vie il n'y a pas eu d'hémiplégie ni de paralysie appréciable du mouvement.

OBSERVATION LXXXII

TUMEUR CÉRÉBRALE DÉVELOPPÉE AU NIVEAU DU GENOU DU CORPS CALLEUX ET DU LOBE ANTÉRIEUR DE L'HÉMISPHÈRE GAUCHE, par Pasturaud (3).

La tumeur était grosse comme une noix, bosselée, irrégulière. Elle était implantée sur le genou du corps calleux et se continuait avec la substance du lobe antérieur gauche qui était ramolli autour d'elle dans une étendue de 4 à 5 centimètres.

La malade n'a gardé le lit qu'une quinzaine de jours. Il est expressément noté, dans l'observation, qu'elle n'avait ni déviation des traits ni hémiplégie.

---

(1) Chouppe. — *Bulletins de la Société anatomique*, 1870, page 365.
(2) Bouilly. — *Bulletins de la Société anatomique*, 1874, page 800.
(3) Pasturaud. — *Bulletins de la Société anatomique*, séance du 22 mai 1874 et *Progrès médical*, 1874, page 582.

II. — Lésions des faisceaux occipitaux.

OBSERVATION LXXXIII

ABCÈS DU LOBE POSTÉRIEUR DROIT, par Bleynie (1).

Fille âgée de 26 ans, conduite à Charenton où on observe pendant son séjour dans l'hospice divers accidents cérébraux, délire, agitation, céphalalgie, insomnie, soif vive, peau chaude, etc., mais point de paralysie limitée.

A l'autopsie, on trouva à la partie postérieure du lobe droit du cerveau, un foyer de suppuration du volume d'un œuf de pigeon situé dans la substance blanche.

OBSERVATION LXXXIV

ABCÈS DU LOBE POSTÉRIEUR GAUCHE, par Hébréard (2).

Un homme de 40 ans, devenu épileptique à l'âge de 18 ans, par suite de frayeurs, n'éprouvait des accès qu'une ou deux fois par mois. Il mourut subitement après avoir présenté pendant quelques heures tous les symptômes de l'asphyxie, à la suite de plusieurs accès répétés qu'il eut pendant la nuit.

A l'ouverture du cadavre on trouva, sur le lobe postérieur gauche du cerveau, la substance cérébrale dégénérée, dans l'espace de plus d'un pouce carré, en une matière pultacée de couleur jaunâtre, maintenue immédiatement en dessous de la dure-mère, les autres membranes étant détruites. La partie altérée était séquestrée des parties saines du cerveau par une espèce de durcissement de la substance cérébrale contiguë. A l'exception des accès d'épilepsie, le sujet n'avait éprouvé aucun symptôme qui put faire soupçonner cette altération cérébrale.

---

(1) Bleynie. — *Dissertation sur l'inflammation du cerveau avec lésion de l'entendement ou encéphalite*, Th. doct. Paris, 1809, N° 51, p. 11.

(2) Hébréard. — *Observations sur quelques maladies du cervelet, du cerveau et de leurs membranes (Annuaire médico-chirurgical des hôpitaux,* 1819, p. 586).

OBSERVATION LXXXV

KYSTE DU LOBE OCCIPITAL, par Martinet (1).

Chez un sujet qui éprouvait de fréquents maux de tête et des accidents qui se rapprochaient parfois du vertige des moutons et qui mourut subitement, on trouva une hydatide renfermée dans l'épaisseur du lobe postérieur de cerveau du côté droit. A la face inférieure, le kyste paraissait à nu et dans l'étendue d'un pouce environ, il avait rompu l'enveloppe qui le séparait de la pulpe. Il était parfaitement rond et du volume d'un très-gros œuf de poule. Il renfermait un liquide séreux légèrement trouble.

OBSERVATION LXXXVI

ABCÈS DES LOBES POSTÉRIEURS, par Sestié (2).

M. Sestié présente le cerveau d'un adulte où se rencontrent deux vastes abcès occupant l'un et l'autre l'extrémité portérieure des lobes cérébraux. La malade n'éprouva jamais d'autres symptômes encéphaliques qu'un peu de faiblesse de tête, selon son expression ; c'est-à-dire que ses idées le fuyaient quelquefois.

OBSERVATION LXXXVII

ABCÈS DU CERVEAU, par Merriman (3).

Une femme, de 26 ans, avait un écoulement purulent par l'oreille droite. Elle mourut après avoir eu des douleurs vives dans cette oreille et dans le côté droit de la face et de la somnolence, mais pas de paralysie : à l'autopsie on trouva un large abcès creusé dans la substance cérébrale, et occupant toute la partie postérieure de l'hémisphère droit.

OBSERVATION LXXXVIII

CONTUSION DU LOBE OCCIPITAL, par Marcé (4).

Un homme de 18 ans, ouvrier aux travaux du Louvre, tomba le

---

(1) Martinet. — *Revue médicale*, 1824, T. III, p. 20 cité par Aran in *Mémoire sur les hydatides ou vers vésiculaires dans l'encéphale*. (*Arch. gen. méd.*, 1841, 3° série tome XII, p. 76).
(2) Sestié. — *Bulletins de la Société anatomique*, 1833, p. 63.
(3) Merriman. — *Westminster medical Society*, 21 mars 1846, in *The Lancet*, 1846, T. I, p. 389.
(4) Marcé. — *Bulletins de la Société anatomique*, 1854, p. 295.

26 octobre 1854, à 9 heures du matin, de 50 pieds de hauteur. La figure est assez pâle, les yeux sont grandement ouverts, la pupille est normalement dilatée : le malade pousse des plaintes et des gémissements incessants. Pas de coma *ni de paralysie*. Le moindre attouchement détermine des mouvements violents et des cris perçants et inarticulés. On constate en outre plusieurs fractures et une plaie à la région sous-orbitaire gauche. Le malade meurt dans la soirée.

Autopsie. — Il n'y a pas de fracture du crâne. Au niveau de l'extrémité postérieure de l'hémisphère cérébral droit, la pie-mère offre une vaste ecchymose, tandis que dans le reste de son étendue elle est simplement congestionnée. Au même niveau la substance corticale et même une légère couche de la substance blanche sous-jacente sont converties en une pulpe noirâtre formée par le mélange intime du sang et de la substance cérébrale. Au-dessus de cette partie contuse on trouve dans la substance blanche quelques petits noyaux d'apoplexie capillaire.

OBSERVATION LXXXIX

DÉPÔT SCROFULEUX DANS L'HÉMISPHÈRE CÉRÉBRAL GAUCHE, par Ogle (1).

Un homme de 42 ans, présente une série d'accidents mal déterminés, au milieu desquels il n'est pas question de paralysie. Dans les derniers jours, convulsions et coma. A l'autopsie, on trouve deux masses scrofuleuses à la partie postérieure du lobe cérébral gauche, l'une limitée à la substance grise, l'autre gagnant la substance blanche.

OBSERVATION XC

KYSTE HYDATIQUE DU LOBE OCCIPITAL, par Parrot (2).

Il y a deux jours, au moment où je quittais ma salle, on y apporta de la division où elle était depuis six semaines, une enfant de 7 ans, qui n'avait donné pendant ce temps aucun signe de maladie. Elle était plongée dans un coma qui ressemblait à celui qu'on observe consécutivement aux accès d'épilepsie. Les élèves purent en effet constater, pendant la journée, des attaques subintrantes de ce

---

(1) Ogle. — *Cases illustrating the formation of morbid growths, déposits,* etc.*(The British and foreign med. chir. rew.,* 1864 et 1865, case XXXII).

(2) Parrot. — *Bulletins et mémoires de la Société médicale des hôpitaux,* 1868, p. 56.

mal. Deux fois seulement l'enfant sortit du coma. Elle se plaignit alors d'une violente céphalalgie et raconta qu'une fois déjà dans sa vie elle avait eu des accidents semblables. Elle mourut dans la nuit. J'annonçai qu'il était possible que l'autopsie révélât l'existence d'une tumeur cérébrale.

A l'ouverture du crâne qui portait à la surface interne des dépressions d'origine ancienne, nous trouvâmes les circonvolutions aplaties au niveau de la partie postérieure du lobe gauche du cerveau, Celui-ci se rompit presqu'aussitôt après qu'on eut enlevé la voûte crânienne et nous reçûmes dans les mains une poche, à peu près du volume du poing, parfaitement transparente, gélatiniforme, et donnant à la percussion un frémissement très-caractéristique.....

L'examen de l'encéphale a fait voir qu'elle s'était développée dans le noyau central du lobe occipital. Ce qu'il y a de remarquable dans cette observation, c'est l'intégrité de la santé mise en regard de l'ancienneté probable de la tumeur et des désordres anatomiques qu'elle avait produits.

III. — Lésions des faisceaux sphénoïdaux.

OBSERVATION XCI

CÉPHALALGIE. — ÉCOULEMENT PURULENT DE L'OREILLE GAUCHE. — ALTÉRATION DU TEMPORAL. — ABCÈS DU CERVEAU, par Ormerod (1).

John B...., 20 ans, malade depuis 3 mois. Céphalalgie persistante, abcès ouvert derrière l'oreille gauche. Il n'est pas question, dans l'observation, de phénomènes paralytiques ni convulsifs.

A l'autopsie on trouve des altérations du temporal. En outre, la surface inférieure du lobe moyen de l'hémisphère gauche du cerveau est d'une couleur noire et fluctuante. A la coupe il s'en écoule une once de pus verdâtre et fétide. L'abcès n'intéressait pas le corps opto-strié. Le reste du cerveau était sain.

OBSERVATION XCII

CARIE DU ROCHER. — ÉCOULEMENT PURULENT PAR L'OREILLE. — RAMOLLISSEMENT DE LA MOITIÉ INFÉRIEURE DU LOBE MOYEN DU CERVEAU, par William Gull (2).

Sarah C...., 23 ans, domestique. Ecoulement purulent et surdité de l'oreille droite, depuis 3 ans 1/2.

(1) Ormerod. — *The Lancet*, 1847, t. I, page 29.
(2) W. Gull. — *On abscess of the Brain*. (*Guy's Hosp. Rep.* 1857, case II, page 279.)

Quatorze jours avant la mort, céphalalgie intense, nausées fréquentes. La malade continua néanmoins à travailler jusqu'au 18 avril 1857. Elle mourut le 22 du même mois. Le matin même de sa mort, elle tirait la langue lorsqu'on le lui demandait et parlait distinctement. Pas de convulsions, ni d'hémiplégie. (*There was no convulsion nor hemiplegia*).

AUTOPSIE.— La moitié inférieure de l'hémisphère cérébral droit est en putrilage fétide. La lésion s'étend jusqu'à la corde descendante du ventricule latéral et atteint le corps du fornix. La couche optique et le corps strié sont superficiellement ramollis. — Un pus épais et fétide est contenu dans les ventricules.

OBSERVATION XCIII

ABCÈS GANGRÉNEUX, AVEC RAMOLLISSEMENT DU CERVEAU, CONSÉCUTIF A UNE AFFECTION DE L'OREILLE INTERNE (*Carie de l'enclume et du marteau*), par Blondeau (1).

Femme, 27 ans, céphalalgie excessive depuis 15 jours, douleurs d'oreille du côté droit. Apyrexie. Intelligence nette. « Les membres conservaient leurs mouvements et la sensibilité était partout intacte. Un instant nous crûmes que le côté droit était un peu plus paresseux que le gauche, mais ayant commandé à la malade de se lever sur son séant en saisissant alternativement de l'une et de l'autre main la barre de bois suspendue à son lit, elle exécuta facilement ces mouvements. Elle levait également les deux jambes. » Quelques heures après cette femme était morte après avoir présenté une vive agitation.

AUTOPSIE.—Destruction de la membrane du tympan droite, cavité de l'oreille et trompe d'Eustache pleines de pus, l'os lenticulaire et l'étrier avaient complétement disparu, l'enclume et le marteau étaient cariés et en partie détruits. Dans la fosse sphénoïdale la dure-mère était décollée par du pus et perforée en deux points.

Cerveau. A la partie inférieure du lobe sphénoïdal du côté droit et dans une étendue qui pouvait avoir le diamètre d'un œuf de poule, la substance cérébrale avait une couleur vert-grisâtre, contrastant avec la coloration normale du reste de l'encéphale. A la coupe il s'échappa une certaine quantité de pus, et dans une certaine épaisseur du lobe, jusque vers le corps strié et la couche optique, la substance cérébrale était réduite en un putrilage présentant des stries de sang également verdâtres et exhalant une odeur gangréneuse.

---

(1) Blondeau. — *Bulletins de la Société anatomique,* 1858, page 271.

OBSERVATION XCIV

FOYER HÉMORRHAGIQUE CONSIDÉRABLE DU CERVEAU, par Calot (1).

M. Calot présente le cerveau d'un homme de 60 ans, amené à la Pitié, le 14 février 1870. Il avait eu une attaque d'apoplexie trois jours auparavant. On ignore combien a duré la perte de connaissance.

Le 19 et le 20, le malade a beaucoup de fièvre ; *il s'est levé et a pu marcher sans faire de chute auprès de son lit.* L'auscultation fait entendre un souffle intense dans les deux cinquièmes inférieurs du poumon gauche. Le malade succomba deux jours plus tard.

AUTOPSIE. — On trouve de la pneumonie franche ; au cœur un rétrécissement avec insuffisance aortique et au cerveau un épanchement sanguin considérable, remplissant tout le lobe sphénoïdal gauche qui ne forme plus qu'une immense poche fluctuante remplie de caillots d'aspect raisineux. Ventricules, couches optiques et corps striés sains.

OBSERVATION XCV

OTITE. — CARIE DU ROCHER. — ABCÈS DU CERVEAU, par Haslewood (2).

M. H..., 40 ans, écoulement purulent par l'oreille droite. — Affaiblissement de la mémoire, difficulté pour concentrer l'attention. — Vertiges, tournoiement de tête. — Démarche incertaine. — Céphalalgie. — Sensibilité conservée. — Il n'est pas question de paralysie.

AUTOPSIE. — Altération de la portion pétreuse du temporal droit qui est remplie de pus caséeux et de fragments osseux cariés. La portion de l'hémisphère cérébral droit qui est en rapport avec la portion altérée de l'os, renferme un abcès qui contient une once de pus épais et jaunâtre. Autour, la substance cérébrale est ramollie. Pas d'autre altération du cerveau.

OBSERVATION XCVI

MALADIE DE BRIGHT. — ANASARQUE CONSIDÉRABLE. — URINES TRÈS-ALBUMINEUSES. — HYPERTROPHIE DU COEUR. — PÉRICARDITE. — A L'AUTOPSIE, REIN CONTRACTÉ, GRANULEUX. — RAMOLLISSEMENT CÉRÉBRAL, par G. Homolle (3).

Ramollissement blanc, siégeant à l'union des deuxième et troi-

---

(1) Calot. — *Bulletins de la Société anatomique*, 1870, page 141.
(2) Haslewood. — *The Lancet*, 1872, tome 1, page 218.
(3) Homolle. — *Bulletins de la Société anatomique*, 1874, p. 873.

sième circonvolutions de la face inférieure du lobe sphénoïdal, allongé transversalement et mesurant environ trois centimètres sur deux. Pas de symptômes paralytiques pendant la vie.

OBSERVATION XCVII

OTITE SUPPURÉE. — ABCÈS PROPAGÉ AU CERVELET ET AU LOBE SPHÉNOÏDAL DU CERVEAU. — DÉVELOPPEMENT D'UN ZONA SYMPTOMATIQUE LE LONG DES BRANCHES DU TRIJUMEAU, par J. Renaut (1).

Femme de 32 ans, convalescente d'un érysipèle. Otite suppurée du côté droit. Céphalalgie. Trois jours avant la mort, zona le long des branches du trijumeau. Aucun trouble fonctionnel n'indique une lésion encéphalique. La malade mourut subitement en s'asseyant sur son lit.

AUTOPSIE. — Abcès du lobe droit du cervelet. Un autre abcès occupait toute la région sphénoïdale de l'hémisphère droit.

IV. — Lésions des faisceaux fronto-pariétaux.

OBSERVATION XCVIII

HÉMIPLÉGIE INCOMPLÈTE DU CÔTÉ DROIT AVEC QUELQUES SECOUSSES CONVULSIVES. — DIFFICULTÉ, PUIS IMPOSSIBILITÉ PRESQUE ABSOLUE DE PARLER, AVEC CONSERVATION DE L'INTELLIGENCE. — MORT. — ABCÈS ENKYSTÉ OCCUPANT LE POINT DE RÉUNION DES LOBES ANTÉRIEUR ET MOYEN DE L'HÉMISPHÈRE GAUCHE, par Bouillaud (2).

Villard Anne, âgée de 55 ans, prise en 1822 de mouvements convulsifs, puis d'hémiplégie incomplète du côté droit (face et membres). Entrée à l'hôpital le 22 novembre 1822. Pendant son séjour, on constata l'hémiplégie droite avec conservation de la sensibilité. Elle comprend ce qu'on lui dit, mais ne peut y répondre que par les mots *oui* et *non*, laborieusement articulés. Les facultés affectives sont plus vives qu'en l'état naturel. Pleurs faciles.

AUTOPSIE. — Au point de réunion des lobes antérieur et moyen, sous la substance corticale qui est simplement injectée, mais non ramollie, existe un abcès, enkysté par une fausse membrane organisée, du volume d'un œuf. Les ventricules latéraux contiennent une certaine quantité de sérosité citrine.

(1) J. Renaut. — *Bulletins de la Société anatomique,* 1874, p. 642.
(2) Bouillaud. — *Traité de l'encéphalite,* Paris, 1825, p. 146.

OBSERVATION XCIX

ABCÈS DU CENTRE DU CERVEAU, par G. Pyémont Smith (1).

G. Moorhouse, maçon, 38 ans. Céphalalgie intermittente à exacerbations vespérales depuis six semaines. Le 14 novembre, apparition d'un tic douloureux à la face.

Le 17, le malade a une attaque caractérisée de la façon suivante : après être resté deux heures assis sur sa chaise, la tête dans sa main gauche, il ressentit tout-à-coup une sensation d'engourdissement ou de fourmillement dans le côté droit de la face et dans le bras droit : à ce moment la parole était impossible. Il se leva, but un verre d'eau et se promena dans sa chambre pendant quelques minutes jusqu'à ce que la sensation soit passée. Un quart d'heure après, la parole est revenue.

A quatre heures et demie, nouvelle attaque semblable, après laquelle le malade ne peut dire que *no, or, yes*. La langue tirée est déviée vers la droite et sa moitié droite paraît enflée. Le soir, la parole revient. Le 18, légère paralysie du côté droit de la face : la paupière droite ne se ferme pas aussi complétement que la gauche : la langue est encore déviée à droite.

Le 21, nouvelle attaque, la paralysie faciale augmente, mais le malade serre aussi fort de la main droite que de la gauche. Le 24, la main droite est un peu plus faible. Le 27, la main droite est inerte et le membre supérieur en totalité est parésié. Le 28, somnolence. Le 29, coma. Mort le 30.

AUTOPSIE 45 heures après la mort. — Les os du crâne étaient amincis : les membranes du cerveau saines; l'arachnoïde contenait une quantité ordinaire de sérum légèrement coloré en rouge. L'hémisphère cérébral gauche était plus mou que le droit. Dans son centre se trouvait une cavité de la largeur d'une noix, contenant du pus verdâtre d'une odeur désagréable.

Les parois de l'abcès paraissaient être au début d'un travail d'enkystement.

OBSERVATION C

KYSTE HYDATIQUE DU CERVEAU, par Fatou (2).

Enfant de 11 ans, bien portant jusqu'à l'âge de 7 ans. A cette époque, affaiblissement progressif des membres du côté gauche.

(1) Pyémont Smith. — *The Lancet*, 1843, tome I, p. 502.
(2) Fatou. — *Bulletins de la Société anatomique*, 1848, p. 344.

Deux ans après survinrent, sans cause connue, des douleurs de tête très-violentes, irrégulièrement intermittentes, accompagnées de vomissements et siégeant sur le côté droit de la tête. A l'âge de 10 ans, la céphalalgie augmenta, l'intelligence disparut, l'articulation des mots devint difficile ; la vue s'affaiblit ; il survint de l'hypéresthésie dans les membres parésiés, qui étaient aussi souvent le siége de formillements et de crampes. Plus tard, survinrent des convulsions et des contractures dans les membres du côté gauche.

Autopsie.—On trouva un kyste du volume du poing, renfermant un grand nombre de vésicules, claires, transparentes, lisses. Ce kyste occupait la partie supérieure et externe du ventricule latéral droit, refoulant d'une part les circonvolutions, déprimant d'autre part le corps calleux, interposé au kyste et à la cavité du ventricule. Aucune communication entre les deux cavités. Le corps strié et la couche optique refoulés étaient moindres que de coutume.

OBSERVATION CI

ABCÈS DU LOBE MOYEN DU CERVEAU ; HÉMIPLÉGIE, par Maisonneuve (1).

Un carrier reçut sur la tête un moellon qui détermina une plaie du cuir chevelu. Pendant quinze jours, il n'y eut pas d'accident, mais tout à coup, apparurent des phénomènes cérébraux indiquant une compression. Il y eut une hémiplégie complète sur le côté opposé à la lésion de la tête. M. Maisonneuve, croyant à un abcès du cerveau, appliqua cinq couronnes de trépan. Les méninges furent débridées, mais il ne sortit pas de pus. Le malade mourut. A l'autopsie, on trouva un abcès du volume d'une grosse noix, situé dans le lobe moyen du cerveau.

OBSERVATION CII

TUMEUR DU CENTRE OVALE, par Ogle (2).

Sarah N..., 66 ans, perte de connaissance, hémiplégie gauche, contracture secondaire. Tumeur du lobe moyen de l'hémisphère droit, molle, blanche, friable, ressemblant à de la fibrine coa-

---

(1) Maisonneuve. — *Bulletins de la Société de chirurgie,* tome III, 1853, page 366. Le cerveau est conservé au musée Dupuytren.
(2) Ogle. — *Cases illustrating the formation of morbid growths, déposit, tumours, cysts,* etc. *(British and foreign med. chir Rev.,*1865, tome XXXVI, p. 205.)

gulée, arrivant presque jusqu'à la surface et allant en profondeur
jusqu'à repousser en dedans le corps strié et la couche optique.

OBSERVATION CIII

KYSTE DU CERVEAU, par Dubiau (1).

Hémiplégie spasmodique de l'enfance, contracture et atrophie
des membres du côté gauche. Abcès fréquents d'épilepsie, dans
lesquels les convulsions prédominaient dans le côté gauche.

AUTOPSIE. — Dans l'hémisphère droit existe un vaste kyste contenant 150 grammes de sérosité citrine. Toute la portion du cerveau formant la voûte du ventricule manque, remplacée qu'elle
est par cette poche séreuse, et les lobes antérieur et postérieur
ne communiquent que par un étroit pont de substance cérébrale.
Point de cloison transparente : les deux ventricules latéraux n'en
font qu'un. Couche optique droite atrophiée. Pédoncule cérébral
droit moins développé que son congénère.

OBSERVATION CIV

ABCÈS DU CERVEAU SANS CAUSE TRAUMATIQUE, par Fontaine (1).

Un homme, âgé de 65 ans, est frappé assez brusquement d'hémiplégie faciale incomplète à droite. En même temps il se manifeste de la difficulté dans l'articulation des sons et un certain
degré d'incoordination de la parole sans troubles de l'intelligence.
Mort d'affection pulmonaire.

AUTOPSIE.—Le cerveau présentait à gauche, vers le convexité du
lobe frontal, une masse verdâtre demi-fluctuanted ont une ponction
fit sortir une certaine quantité de pus. La tumeur dont le volume
égalait environ les dimensions d'une noisette, avait tous les caractères d'un abcès de date récente.

OBSERVATION CV

ABCÈS DE L'HÉMISPHÈRE GAUCHE ; APHASIE, par Bradbent (3).

Abcès de l'hémisphère gauche, n'atteignant pas la surface de la
troisième circonvolution frontale ni celle de l'insula mais occupant

---

(1) Dubiau. — *Journal de médecine de Bordeaux*, reproduit in *Journal de médecine mentale*, par Delasiauve, tome VIII, 1868, p. 179.
(2) Fontaine. — *Bulletins de la Société anatomique*, 1869, page 231.
(3) Bradbent. — *Medico-chirurgical Transactions*, Vol. LV.

la substance blanche de la troisième circonvolution. Symptômes :
parésie de la partie inférieure du côté droit de la face, puis perte
progressive de la parole et de l'écriture, enfin hémiplégie des
membres du côté droit. Plus tard retour partiel du langage.

OBSERVATION CVI

Fracture du crane, lésion de la troisième circonvolution frontale gauche. — Mort, par Sydney Jones (1).

Daniel L.., âgé de 12 ans, reçut un coup de pied de cheval sur
la face, le 28 juillet. Fracture du frontal au niveau de l'arcade
orbitaire gauche ; large plaie contuse.

Pupille gauche dilatée, insensible à la lumière. Le 1er août,
délire par intervalles. Le 4, pas de vomissements ni de spasmes
des membres. Le 6, inconscience ; pas de convulsion.

Le 7, le bras droit est quelquefois contracturé, mais il se meut
quand on le pince : le malade porte sa main gauche à la plaie
pendant qu'on fait le pan·cment. Il n'a pas parlé de toute la journée. A deux heures convulsions, suivies, tous les quarts d'heure,
de secousses dans les membres. A 8 h. 30, nouvelle attaque
convulsive durant 5 minutes. A 9 heures on applique deux couronnes de trépan ; la dure-mère est ouverte ; on trouve dans la
cavité arachnoïdienne de la lymphe et du pus. A 11 heures 40, le
malade a eu, depuis l'opération, deux accès convulsifs pendant
lesquels on a noté que les convulsions prédominaient dans le côté
droit de la face.

Le 8, paralysie complète du côté droit du corps : secousses
convulsives continuellement dans le côté droit de la face : le côté
gauche est raide, mais se meut quand on le pince.—Mort à 11 h.
45 du matin.

Autopsie.—Fracture de l'angle supérieur de l'os mallaire gauche,
de l'arcade zygomatique, du temporal, de l'arcade orbitaire et de
la portion orbitaire du maxillaire supérieur. Inflammation aiguë
de l'arachnoïde pariétale et viscérale sur l'hémisphère gauche.
L'ouverture pratiquée à la dure-mère correspond à la troisième
circonvolution frontale gauche (*circonvolution de Broca*), et à ce
niveau existe une cavité purulente, du volume d'une noix environ,
située dans la substance blanche et communiquant par une
ouverture étroite avec la surface du cerveau. Ventricules pleins de
liquide sanieux.

---

(1) Sydney Jones. — *The Lancet*, 1874, Tome II, p. 449.

OBSERVATION CVII

KYSTE HYDATIQUE DU CERVEAU, par James Russel (1).

Homme, 27 ans, parésie droite. Epilepsie partielle. Kyste du volume d'une orange dans la substance blanche de l'hémisphère gauche, en dehors du ventricule latéral.

OBSERVATION CVIII

ABCÈS DU CERVEAU, par James Little (2).

Femme de 22 ans, céphalalgie depuis cinq mois. Paralysie du bras droit depuis six semaines. Quelques jours après paralysie du membre inférieur droit et de la face sans aphasie. Bientôt après surviennent des signes de paralysie de la troisième paire à gauche. Psotis, mydriase, strabisme externe. Conservation de l'intelligence, accès épileptiformes. Mort.

AUTOPSIE. — Au milieu de l'hémisphère gauche, dans le centre ovale, existe un abcès qui s'étend depuis le centre de la circonvolution pariétale ascendante jusqu'au milieu des circonvolutions occipitales. En haut il atteint presque la substance grise, en bas il arrive presque jusqu'au ventricule latéral, mais sans l'atteindre. Les pédoncules cérébraux étaient sains. La troisième paire du côté gauche semblait un peu gonflée et molle.

OBSERVATION CIX

SYPHILIS MALIGNE. HÉMIPLÉGIE GAUCHE, PUIS HÉMIPLÉGIE DROITE, ILOTS D'ENCÉPHALITE DISSÉMINÉS DANS LES FAISCEAUX FRONTO-PARIÉTAUX DU CENTRE OVALE DES DEUX HÉMISPHÈRES, par Barthélemy (3).

Marie G.. 27 ans, entrée à Lourcine le 27 décembre 1876, pour des accidents syphilitiques secondaires (plaques muqueuses, syphilides papuleuses disséminées sur tout le corps). Etat général mauvais. Sueurs nocturnes, grande faiblesse. Intelligence peu développée.

Le 16 mars 1877, la malade commence à se plaindre de maux de tête. Les jours suivants accablement, hébétude, somnolence, bourdonnements d'oreilles.

---

(1) J. Russel. — *Med. Times and Gaz*, 1875 T.I, p. 197.
(2) J. Little.—*The Dublin journal of medical science*, octobre 1876, page 344. An. in. *Revue des sciences médicales*, 1877, T. IX, p. 143.
(3) Observation communiquée à la *Société anatomique*. (Séance du 6 avril 1877).

22. Ces symptômes persistent, vomissements bilieux. Constipation opiniâtre. Insomnie, agitation, subdélirium.

28. Céphalalgie opiniâtre, somnolence très-marquée, hébétude.

29. On trouve la malade atteinte d'hémiplégie gauche flaccide ; sensibilité conservée.

2 avril. La malade est dans le coma et on constate que les membres du côté droit sont aussi inertes que ceux du côté gauche. — Mort le 4.

AUTOPSIE. — Artères de la base de l'encéphale et méninges remarquablement saines. Circonvolutions normales. Sur les coupes de la région fronto-pariétale des deux hémisphères, on trouve dans les faisceaux du centre ovale plusieurs petits îlots d'encéphalite du volume d'une lentille, disséminés sans ordre régulier dans la substance blanche. La substance grise est malade.

EXPLICATION DES PLANCHES

PLANCHE I.

Fig. 1.— *Coupe préfrontale.* — 1, 2, 3, première, deuxième et troisième circonvolutions frontales; 4, circonvolutions orbitaires; 5, circonvolutions de la face interne du lobe frontal; 6, faisceaux préfrontaux du centre ovale.

Fig. 2. — *Coupe occipitale.* — 1, circonvolutions occipitales; 2, faisceaux occipitaux du centre ovale.

Fig. 3. — *Coupe pédiculo-frontale.* — 1, 2, 3, première, deuxième et troisième circonvolutions frontales; 4, extrémité antérieure du lobule de l'insula; 5, extrémité postérieure des circonvolutions orbitaires; 6, faisceau pédiculo-frontal supérieur; 7, faisceau pédiculo-frontal moyen; 8, faisceau pédiculo-frontal inférieur; 9, faisceau orbitaire; 10, corps calleux; 11, noyau caudé; 12, capsule interne; 13, noyau lenticulaire.

Fig. 4. — *Coupe frontale.* — 1, circonvolution frontale ascendante; 2, lobule de l'insula; 3, circonvolution sphénoïdale; 4, faisceau frontal supérieur; 5, faisceau frontal moyen ; 6, faisceau frontal inférieur; 7, faisceau sphénoïdal; 8, corps calleux ; 9, noyau caudé; 10, couche optique; 11, capsule interne; 12, noyau lenticulaire; 13, capsule externe; 14, avant-mur.

Fig. 5. — *Coupe pariétale.* — 1, circonvolution pariétale ascendante ; 2, lobule de l'insula ; 3, lobe sphénoïdal ; 4, faisceau pariétal supérieur : 5, faisceau pariétal moyen ; 6, faisceau pariétal inférieur; 7, faisceau sphénoïdal ; 8, 9, 10, 11, 12, 13, 14, comme dans la fig. précédente.

Fig. 6. — *Coupe pédiculo-pariétale.* — 1, lobule pariétal supérieur ; 2, lobule pariétal inférieur; 3, lobe sphénoïdal; 4, faisceau pédiculo-pariétal supérieur; 5, faisceau pédiculo-pariétal inférieur; 6, faisceau sphénoïdal; 7, corps calleux, 8 et 10, noyau caudé; 9, couche optique.

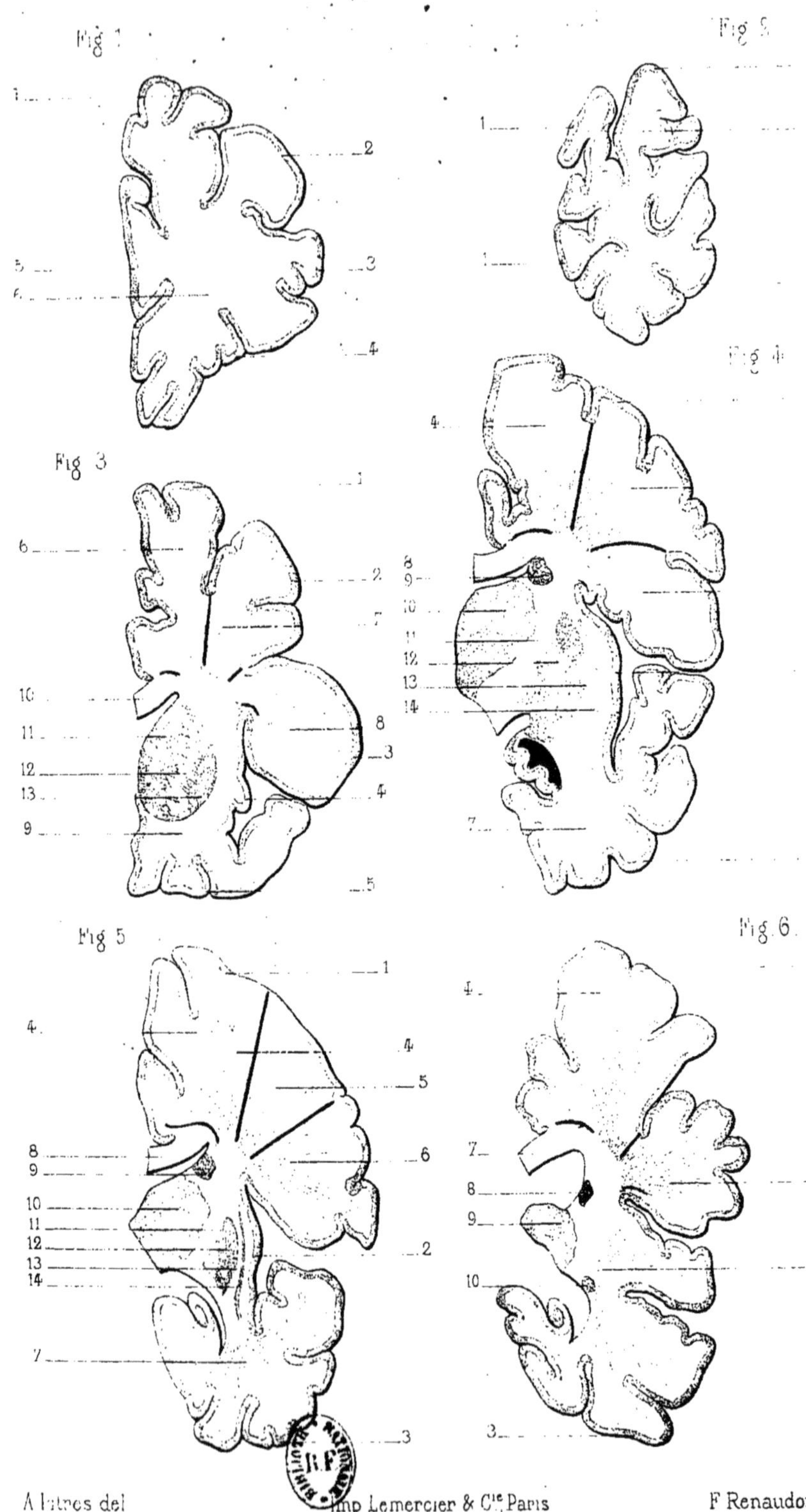

Fig 1
Fig 2
Fig 3
Fig 4
Fig 5
Fig 6
A titres del
Imp Lemercier & Cie Paris
F Renaudot

PLANCHE II.

Fig. 1. — *Foyer hémorrhagique* siégeant dans les faisceaux préfrontaux au-dessous de l'extrémité antérieure de la deuxième circonvolution frontale (Obs. I.)

Fig. 2. — *Foyer de ramollissement* atteignant le faisceau pédiculofrontal inférieur du côté gauche. Aphasie (Obs. XXXVIII.)

1, 2, 3, première, deuxième et troisième circonvolutions frontales; 4, faisceau pédiculo-frontal supérieur; 5, faisceau pédiculo-frontal moyen; 6, faisceau pédiculo-frontal inférieur; 7, extrémité antérieure du foyer de ramollissement; 10, capsule interne; 11, noyau lenticulaire.

Fig. 3. — *Foyer de ramollissement* siégeant dans le faisceau pédiculo-frontal moyen. (Obs. XXXI.)

1, 2, 3, première deuxième et troisième circonvolutions frontales; 4, faisceau pédiculo-frontal supérieur; 5, faisceau pédiculo-frontal moyen; 6, faisceau pédiculo-frontal inférieur; 7, foyer de ramollissement; 8, corps calleux; 9, noyau caudé; 10, capsule interne; 11, noyau lenticulaire; 12, avant-mur. Le trait rouge, 13, est destiné à montrer comment une lésion de la région de l'avant-mur et de la capsule externe peut en s'étendant en hauteur couper le faisceau-pédiculo frontal inférieur et donner lieu à l'aphasie.

Fig. 4. — *Foyer ocreux* occupant les faisceaux frontal et pariétal supérieurs. (Obs. XXXVI).

1, circonvolution frontale ascendante; 2, lobule de l'insula; 3, lobe sphénoïdal; 4, foyer ocreux; 5, zone jaunâtre et légèrement ramollie s'étendant jusqu'à la substance grise corticale; 6, corps calleux; 7, noyau caudé; 8, couche optique; 9, capsule interne; 10, noyau lenticulaire; 11, capsule externe; 12, avant-mur.

Fig. 5. — *Foyer récent d'hémorrhagie* cérébrale dans les faisceaux fronto-pariétaux. (Obs. XVIII.)

1, circonvolution frontale ascendante; 2, lobule de l'insula; 3, lobe sphénoïdal; 4, foyer hémorrhagique; 5, corps calleux; 6, noyau caudé; 7, couche optique; 8, capsule interne; 9, noyau lenticulaire; 10, capsule externe; 11, avant-mur.

Fig. 6. — *Foyer hémorrhagique* récent ayant détruit les faisceaux sphénoïdaux (Obs. XIV.)

1, circonvolution pariétale ascendante; 2, lobule de l'insula; 3, circonvolution du lobe sphénoïdal; 4, foyer hémorrhagique; 5, corps calleux; 6, noyau caudé; 7, couche optique; 8, capsule interne; 9, noyau lenticulaire.

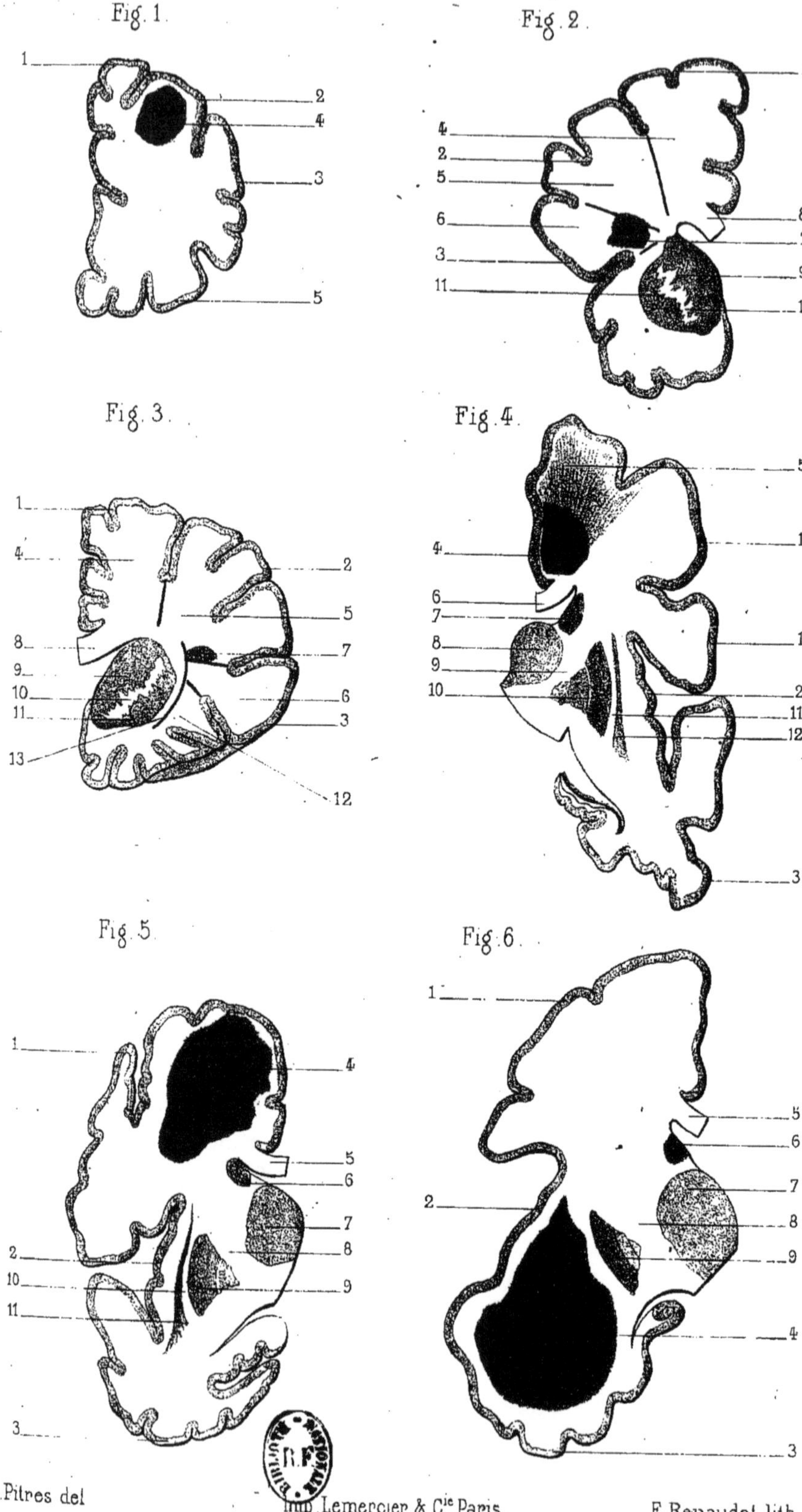
Fig. 1.
Fig. 2.
Fig. 3.
Fig. 4.
Fig. 5.
Fig. 6.

TABLE DES MATIÈRES

INTRODUCTION.. 1

Ire PARTIE.— Chap. I. — Anatomie............................. 7

Chap. II. — Physiologie........................... 17

Chap. III. — Nomenclature......................... 32

IIe PARTIE.— Chap. I. — Lésions des faisceaux préfrontaux..... 37

Chap. II. — Lésions des faisceaux occipitaux...... 48

Chap. III. — Lésions des faisceaux sphénoïdaux... 52

Chap. IV. — Lésions des faisceaux fronto-pariétaux. 59

    a Du faisceau pédiculo-frontal inférieur... 70

    b Du faisceau pédiculo-frontal moyen..... 75

    c Du faisceau pédiculo-frontal supérieur.. 78

    d Des faisceaux frontal et pariétal inférieurs 81

    e Des faisceaux frontal et pariétal moyens. 82

    f Des faisceaux frontal et pariétal supérieurs 85

    g Des faisceaux pédiculo-pariétal supérieur
       et pédiculo pariétal inférieur......... 86

Chap. V. — Analyse des symptômes déterminés
par les lésions du centre ovale.......... 89

    1 Lésions latentes......................... 89

    2 Aphasie................................. 92

    3 Paralysie............................... 98

    4 Contracture primitive................... 100

    5 Convulsions............................ 114

    6 Contractures secondaires et dégénérations
      descendantes.......................... 116

CONCLUSIONS GÉNÉRALES.............................. 118

IIIe PARTIE. —   1 Observations de lésions des faisceaux
préfrontaux............................. 121

2 Observations de lésions des faisceaux occipitaux. 134

3 Observations de lésions des faisceaux sphénoïdaux 137

4 Observations de lésions des faisceaux fronto-pariétaux.................... 140

EXPLICATION DES FIGURES............................ 147

VERSAILLES. — IMPRIMERIE CERF ET FILS, 59, RUE DUPLESSIS.

www.ingramcontent.com/pod-product-compliance
Ingram Content Group UK Ltd.
Pitfield, Milton Keynes, MK11 3LW, UK
UKHW021223140726
13695UKWH00002B/722